AF287969

Jiāo Guóruì · Qìgōng Yǎngshēng – Ein Lehrgedicht

Jiāo Guóruì

QÌGŌNG YĂNGSHĒNG
EIN LEHRGEDICHT

Übersetzung: Stephan Stein

Herausgegeben von Gisela Hildenbrand

Die Deutsche Bibliothek – CIP-Einheitsaufnahme

Jiāo Guóruì:

Qìgōng Yǎngshēng – Ein Lehrgedicht / Jiao Guorui.
Übersetzer: Stephan Stein.

2. Auflage 2014

©2014 ML Verlag in der
Mediengruppe Oberfranken – Fachverlage GmbH & Co. KG,
Kulmbach

Druck: Appel & Klinger Druck und Medien GmbH, Schneckenlohe

www.ml-buchverlag.de

ISBN: 978-3-944002-30-9

4

EINFÜHRUNG

Qìgōng Yǎngshēng 氣功養生 – Qì 氣-Übungen zur Pflege des Lebens – werden in China seit über zwei Jahrtausenden praktiziert. Ihre Wurzeln sind in daoistischer Philosophie und Lebensgestaltung sowie in der traditionellen chinesischen Medizin zu suchen. Qìgōng Yǎngshēng stellt dabei den aktiven Teil chinesischer Heilkunst dar, den Weg des eigenen Bemühens um Gesunderhaltung und Heilung. Die grundlegenden Konzepte der traditionellen chinesischen Medizin (Yīn Yáng 陰陽, Qì und „Blut" xuè 血, Leitbahnen jīngluò 經絡, Akupunkturpunkte xué 穴, Fünf Wandlungsphasen wǔxíng 五行, Fünf Funktionskreise wǔzàng 五臟) lassen sich in den Übungen wiederfinden. Körperhaltung und Bewegung, angeleitet durch die geistigen Übungen der Konzentration, Imagination, Visualisation und inneren Betrachtung, stellen die wichtigsten Mittel zur Beeinflussung körperlicher und seelischer Funktionen dar. Die Übungen des Qìgōng dienen der Gesunderhaltung und Kräftigung, der Verhinderung frühzeitigen Alterns, der Behandlung chronischer Erkrankungen, der Linderung von Schmerzen und Beschwerden bei schwer zu heilenden Erkrankungen sowie der Rehabilitation. Im Sinne der Einheit von Körper und Geist dient Qìgōng auch der seelischen Ausgeglichenheit und inneren Stabilität sowie der geistigen Entwicklung. Qìgōng Yǎngshēng findet ein breites Anwendungsspektrum auch im künstlerischen Bereich, etwa in den Künsten der Kalligraphie, Malerei, Musik, des Tanzes und des Schauspiels.

Für das Erlernen der Übungen ist die Anleitung durch einen erfahrenen Lehrer notwendig. Das Lehren umfasst

die Vermittlung der theoretischen Grundlagen, das An-
leiten der praktischen Übungen und vor allem das We-
cken des richtigen Verständnisses für Qìgōng Yǎngshēng.
Hierzu dienen oft kurze Lehrsätze, in denen theoretische
Inhalte und praktische Übungsanforderungen verdichtet
sind.

Das „Lehrgedicht Qìgōng Yǎngshēng" (*Qìgōng yǎngshēng
gē* 氣功養生歌) entstand anlässlich eines im August 1983 am
Sanatorium des Allchinesischen Gewerkschaftsbundes ver-
anstalteten Kurses zur Ausbildung des medizinischen Perso-
nals. Die Aufzeichnungen über die während eines Symposi-
ums gestellten Fragen und von Prof. Jiāo Guóruì gegebenen
Antworten wurden überarbeitet und in die literarische
Form eines Lehrgedichtes gebracht. Diese erste Fassung
bestand aus 80 Versen und wurde 1984 in Hongkong und
1985 in Japan veröffentlicht. Im Jahr 1987 entstand eine auf
108 Verse erweiterte Fassung, die 1990 in kalligraphierter
Form und in dem Buch „Die 15 Ausdrucksformen des Tàijí-
Qìgong von Jiāo Guóruì, mit Anmerkungen und Abbildun-
gen" (Peking, 1992) veröffentlicht wurde.

Gē 歌 („Liedgedicht") gehört neben *shī* 詩, *cí* 詞 und *fù*
賦 zu den traditionellen Gedichtformen der chinesischen
Lyrik. *Shī* bezeichnet ein gereimtes Gedicht mit gleich-
langen Versen, *cí* einen Text mit Versen von ungleicher
Länge zu einer bestehenden Melodie, *fù* ist ein gereimtes Prosagedicht mit schwankender Verslänge und -zahl.
Gē bezeichnet zum einen ein Gedicht, welches gesun-
gen werden kann. Als bekanntes Beispiel wäre das „Lied
vom großen Wind" (*Dàfēng gē* 大風歌) des ersten Kaisers
der Hàn 漢-Dynastie (202 v. Chr.- 220), Hàn Gāozǔ 漢高祖

(256?/247?- 195 v.u.Z.) zu nennen. Zum anderen werden didaktische Gedichte als *gē* bezeichnet, in denen die wesentlichen Inhalte eines Lehrsystems in eine regelmäßige und gereimte Form gebracht werden, um so leichter einprägbar zu sein. Bekannte Lehrgedichte der traditionellen chinesischen Medizin sind z. B. das „Jadedrachen-Lehrgedicht" (*Yùlóng gē* 玉龍歌) und das „Lehrgedicht zu den 12 Akupunkturpunkten, mit denen mannigfaltige Krankheiten beherrscht und geheilt werden können" (*Shí'èr xué zhǔzhì zábìng gē* 十二穴主治雜病歌).

Die Zahl 108 ist innerhalb der chinesischen Zahlensymbolik eine glückbringende Zahl, sie findet sich in Philosophie, Literatur, religiöser Architektur und Liturgie wieder. Es ließen sich nennen die 108 Generäle in dem Roman „Die Räuber vom Liángshān Moor" (*Shuǐhǔ zhuàn* 水滸傳, wörtlich: Wasserufergeschichte), die 108 Pagoden in der Qìntong-Schlucht am Chángjiāng 長江-Fluss (Jangtsekiang), die aus der Zeit des tangutischen Xī Xià 西夏-Reiches (1038-1227) stammen, und die 108 Perlen der buddhistischen Gebetskette.

Für das Lehren und Lernen des Qìgōng Yǎngshēng stellen Leitsätze und Lehrgedichte eine wertvolle Hilfe dar. Die Wirkung der Gedanken und Vorstellungen auf den Übungszustand ist geradezu Kernstück des Übens. Prinzipien und Übungsanforderungen in literarischer Form als Inhalt unseres Bewußtseins wirken in besonderem Maße verfeinernd und kultivierend auf den Übungszustand und damit auf die körperlichen, seelischen und geistigen Funktionen. Lehrgedichte, die einen tiefen Bedeutungsgehalt in wenigen Worten zusammenfassen, verlieren für

Qìgōng-Übende auch nach langer Übungspraxis nichts von ihrem großen Wert als Übungshilfe. Je nach Übungsniveau wird der Qìgōng-Praktizierende die unterschiedlichen Bedeutungsfacetten eines Lehrgedichtes verstehen und zur Vertiefung seiner Übungspraxis nutzen können. Die geistige Tätigkeit während des Übens kann das stille Rezitieren von Lehrgedichten oder einzelner Leitsätze sein, wobei das eigene Üben in deren Spiegel überprüft wird.

Der vorliegende Band enthält die Essenz des Lehrsystems Qìgōng Yǎngshēng von Jiāo Guóruì in literarischer Form mit eigens für diese Ausgabe neu geschriebenen Kalligraphien des Autors. Der die deutsche Ausgabe ergänzende Kommentar entstand im Rahmen eines Lehrgangs für Qìgōng Yǎngshēng im Juli 1992 in Bonn. In der Verbindung mit Dichtung und Kalligraphie zeigt sich Qìgōng Yǎngshēng als viele Lebensbereiche durchdringende Kunst.

Bonn, Juni 1993   Gisela Hildenbrand

Anmerkung zur 2. Auflage:
Den Fachbegriffen sind die chinesischen Zeichen und die pīnyīn 拼音-Umschrift beigefügt.
Für die Begriffe Qì, Qìgōng, Yǎngshēng, Yīn und Yáng, die auch in der Schreibweise eingedeutscht wurden, gilt dies nur bei erstem Erscheinen.
Im Glossar, S. 241 bis 246, sind die verwendeten Fachbegriffe in alphabetischer Reihenfolge aufgelistet.

1

QÌGŌNG YĂNGSHĒNG –
EINFACH IST SEINE METHODE, UND
LEICHT IST ES ZU PRAKTIZIEREN

Qìgōng 氣功 ist eine in der chinesischen Tradition überlieferte spezielle Übungsmethode, die Gesunderhaltung,
das Heilen von Krankheiten, das Verhindern vorzeitigen
Alterns und Langlebigkeit zum Ziel hat. Es stellt eine Methode der Selbstübung dar, mit der die sämtlichen Lebensvorgängen des Menschen zugrundeliegende Energie (Qì
氣) kultiviert wird, um letztlich die Fähigkeit zu erlangen,
das eigene Leben (die Lebenskraft) nähren zu können
(自養其生 zì yǎng qí shēng). Als eine allgemeine, von jedem zu praktizierende Form der Übung stellt es zahlreiche einfache und leicht ausführbare Methoden zur Verfügung.

气功养生、法简易行。

2

FÜR DEN, DER SICH EINGEHEND DAMIT BESCHÄFTIGT, HÄLT ES EINE UNERSCHÖPFLICHE FASZINATION BEREIT

Vertieft sich der Übende durch beharrliches und intensives Training in die oberflächlich betrachtet einfachen Übungsmethoden, so werden sich ihm sowohl die theoretischen Grundlagen der Übungsformen als auch die von ihnen ausgehende Faszination als unerschöpflich darstellen.

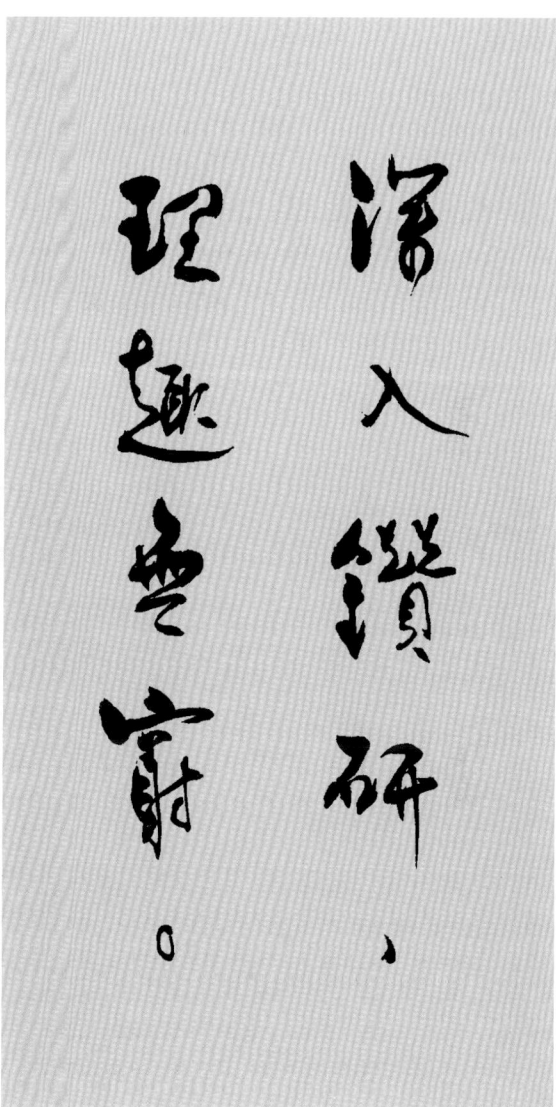

深入鑽研、
理趣要窮。

3

WEIT REICHT IHR URSPRUNG ZURÜCK,
UMFASSEND IST SIE UND TIEFGRÜNDIG

Der Ursprung der Wissenschaft vom Qìgōng Yǎngshēng
reicht weit zurück, und so kann sie auf eine lange his-
torische Überlieferung zurückblicken, die, legt man die
Aufzeichnungen im *Lǔshì chūnqiū* 呂氏春秋 („Frühling und
Herbst des Lǚ Bùwéi 呂不韋") zugrunde, wenigstens 4000
Jahre umfasst. In ihrem Inhalt umfassend und profund,
steht sie mit zahlreichen Wissensgebieten in Verbindung.
Vortrefflich und tiefgreifend sind ihre Theorien dargelegt.

源流久遠、博大精深。

4

HEILKUNDE, KONFUZIANISMUS, DAOISMUS,
BUDDHISMUS, KAMPFKUNST, DIE LEHREN DER
EKLEKTIZISTISCHEN PHILOSOPHEN
UND AUCH VOLKSWEISHEIT
FLIESSEN IM QÌGŌNG ZUSAMMEN

Die Wissenschaft vom Qìgōng Yǎngshēng ist eine Lehre
von der Pflege der Lebenskraft, deren Besonderheit darin besteht, dass ihre Methoden solche der Selbstübung
sind. In ihr fließen Elemente aus ganz unterschiedlichen Schulen und Richtungen zusammen: der Medizin,
dem Konfuzianismus, dem Daoismus, dem Buddhismus,
der Kampfkunst, den eklektizistischen philosophischen
Schulrichtungen und auch der Volksweisheit. Dies vermag eine Ahnung von der Umfassendheit dieser Lehre
zu vermitteln.

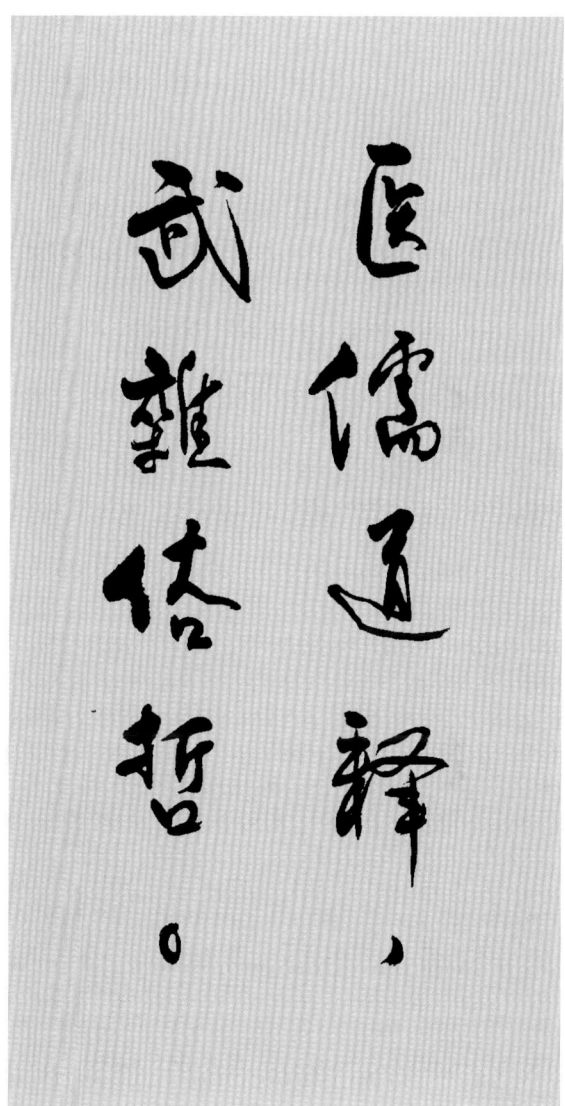

医儒道释、
武难侪哲。

5

UNÜBERSEHBAR DIE ZAHL DER WERKE, DOCH VERMISCHT SICH DARIN WAHRES MIT FALSCHEM

Überaus umfangreich ist die historisch überlieferte Literatur, die zu der Lehre des Qìgōng Yǎngshēng in Beziehung steht. Allein die heute vorliegende Sammlung daoistischer Literatur, der „Daoistische Kanon" (*Dàozàng* 道藏) umfasst 5305 Kapitel. Fügt man dem noch die Werke aus der Heilkunde, dem Konfuzianismus, Daoismus, Buddhismus und den Kampfkünsten hinzu, so gewinnt man wohl eine ungefähre Vorstellung, wie umfangreich dieses Schriftgut ist. Allerdings finden sich darin Wahres und Falsches vermischt, und so sollte man dieser Literatur mit einer wissenschaftlichen Einstellung entgegentreten.

文獻浩瀚、

真偽雜混。

6

ZAHLREICH SIND DIE SCHULEN, SO GILT ES, DEN GUTEN LEHREN ZU FOLGEN

In dem langwährenden Prozess der Entstehung und Entwicklung des chinesischen Qìgōng traten zahlreiche Schulen und Richtungen auf, die, sich in den Stilen unterscheidend, reichhaltige Lehrinhalte umfassen. Es gilt jedoch zu erkennen, dass es neben Wahrem, Erhabenem und Wertvollem auch Falsches, Vulgäres und Minderwertiges gibt. Aus diesem Grunde sollte, wer sich dem Studium des Qìgōng widmet, nicht unsystematisch beim Erlernen vorgehen, sondern aus dem Vorhandenen das Gute wählen und diesem folgen.

流派众多，择善而从。

7

SORGSAM ERFORSCHE DIE KLASSISCHEN SCHRIFTEN, UM DAS WAHRE DARIN FÜR DIE GEGENWART NUTZBAR ZU MACHEN

Das schier unermessliche traditionelle Schriftgut, welches die zahlreichen Werke früher Heiliger und Weiser enthält, stellt einen bedeutsamen Teil der chinesischen Kultur dar. Aufgrund der historischen Gegebenheiten ihrer Entstehung sind diese Werke von unterschiedlichem Wert, d. h., neben dem Wertvollen gibt es durchaus auch Wertloses. Es bedarf großer Anstrengungen zur Bearbeitung und Erforschung dieser Literatur, deren Ziel es ist, sich die darin enthaltenen Lehren anzueignen und für die Gegenwart nutzbar zu machen.

精研古籍，

是為今用。

8

VON DER OBERFLÄCHE DRINGE EIN
IN DAS INNERE, VERWIRF DAS FALSCHE
UND ERHALTE DAS WAHRE

Die Erforschung der Qìgōng-Literatur stellt eine strenge und auch anstrengende Arbeit dar, die Gewissenhaftigkeit und Sorgfalt erfordert. Wer sich dieser Arbeit widmet, braucht neben einem entsprechenden Fachwissen auch solide literarische und etymologische Kenntnisse. Darüber hinaus sollte er über eine hinreichende praktische Qìgōng-Erfahrung und einen theoretischen Wissensfundus verfügen. Die Beschäftigung mit der Literatur des Qìgōng darf sich nicht in rein philologischer Interpretation erschöpfen, sondern soll, von der Oberfläche in die Tiefe dringend, zu einer Differenzierung zwischen Wahrem und Falschem führen.

由表及里、
去伪存真。

9

MIT VIELEN WISSENSCHAFTEN IST DAS QÌGŌNG YǍNGSHĒNG VERWANDT, DAS QÌ BILDET EINE GEMEINSAME GRUNDLAGE

Die Lehre des Qìgōng Yǎngshēng stellt eine eigenständige Wissenschaft von den Lebensvorgängen des Menschen dar, die das „Nähren der eigenen Lebenskraft" zum Inhalt hat. Wer zu einem einigermaßen korrekten Verständnis dieser Wissenshaft gelangen will, braucht unbedingt auch Kenntnisse aus den mit ihr in Zusammenhang stehenden 19 Wissensgebieten. Unter diesen stellen Medizin, Philosophie und Psychologie die wichtigsten dar, doch bildet die „Lehre vom Qì" (qìxué 氣學) gleichsam den Grundpfeiler.

美聯學科，以氣為本。

10

IN VIELEN DISZIPLINEN FINDET DAS QÌGŌNG YǍNGSHĒNG ANWENDUNG

Die Lehre des Qìgōng Yǎngshēng steht in einem Beziehungsgeflecht mit zahlreichen Disziplinen, aus denen es schöpft und sich unaufhörlich weiterentwickelt. Zugleich aber eröffnet es diesen auch neue Wege des Denkens und stellt Methoden zur Verfügung, ist somit auch für die Praxis verschiedener Disziplinen von Nutzen, so z. B. für die Geriatrie, den Sport und die Kunst.

气功养生，
无科应用。

11

ACHTE DEN LEHRER UND RESPEKTIERE DIE ELTERN, WERTSCHÄTZE DAS DÀO UND BEWAHRE AUFRICHTIGKEIT

In China gibt es die in ihrem Ursprung weit zurückreichende, bis heute ununterbrochen überlieferte kulturelle Tradition, derzufolge demjenigen, der als Lehrer sein Wissen weitergibt und moralische Prinzipien vermittelt, besonderer Respekt gebührt. Ehrfurcht gilt es auch den Eltern und Älteren gegenüber zu zeigen, die einen nähren und erziehen; auch achte man die Gesetzmäßigkeiten der Natur und Lebenspflege (das *dào* 道). Jegliches Tun soll den Prinzipien der Redlichkeit und Aufrichtigkeit entsprechen, so wie es in den „Gesprächen des Konfuzius" (*Lúnyǔ* 論語) heißt: „Ich kann nicht verstehen, wie ein Mensch ohne Aufrichtigkeit sein kann."

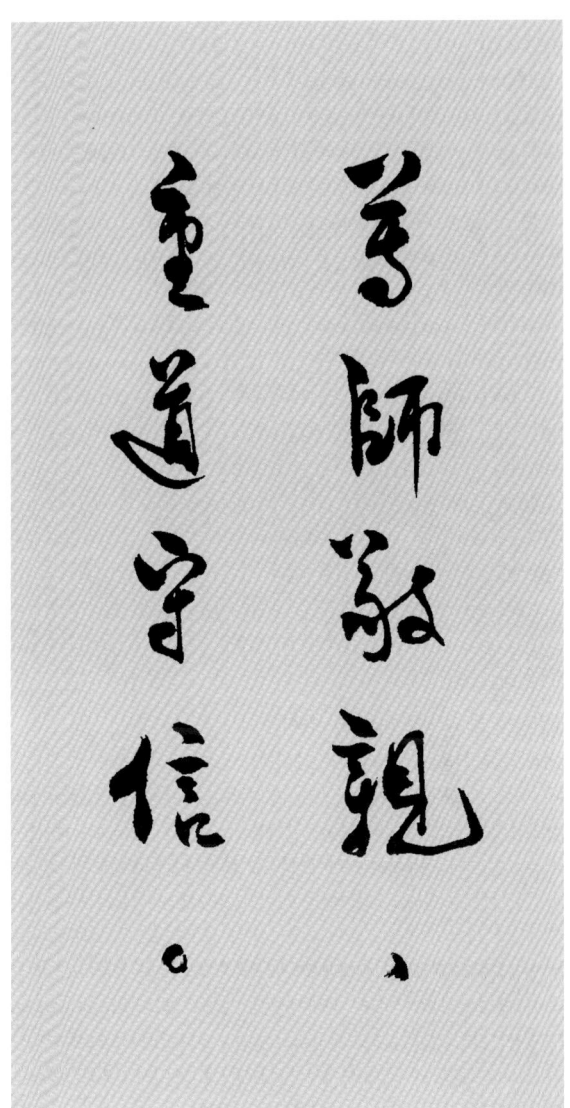

尊師敬親、
重道守信。

ZEIGE EHRLICHKEIT IM LEHREN UND LERNEN, ERNSTHAFTIGKEIT IM STUDIUM

Ein anderer wichtiger Aspekt der chinesischen Kulturtradition bezieht sich auf die Praxis des Lehrens und Lernens und die Art und Weise des Studierens. Sowohl für das Lehren als auch für das Lernen gilt, dass es sich durch Ehrlichkeit und Aufrichtigkeit auszeichnen sollte, die es z. B. verbieten, Verdienste anderer als die eigenen auszugeben. Man sei bescheiden und wissbegierig, nicht aber überheblich und selbstzufrieden. Im Studium mache man sich Ernsthaftigkeit zu Eigen. Es soll in Werken und Worten das „Wahre, Gute und Schöne", nicht jedoch das „Falsche, Schlechte und Hässliche" vermittelt werden.

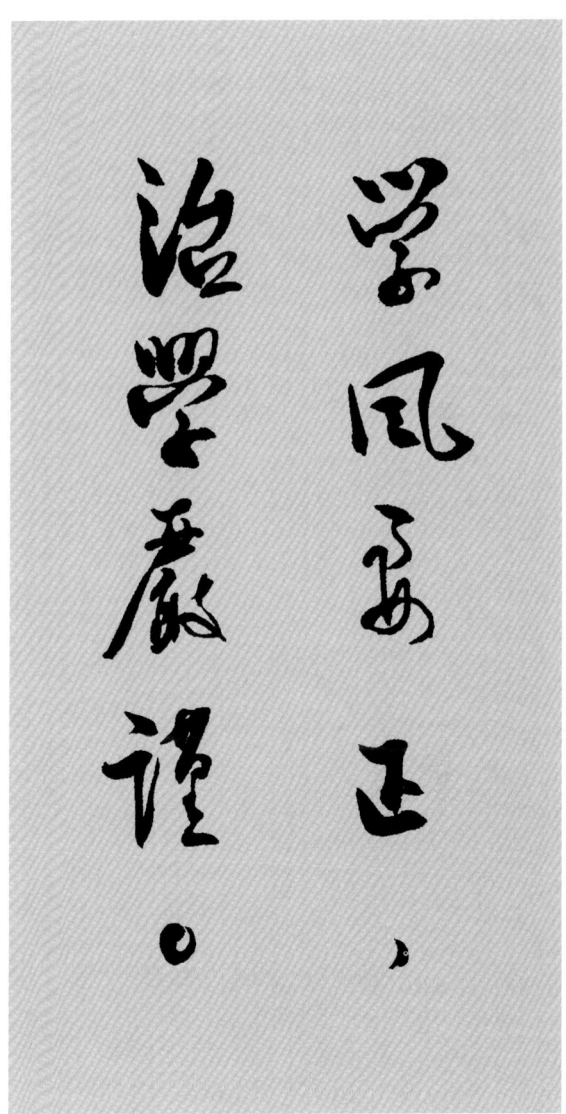

学风正，
治学严谨。

13

VOR DEM STUDIUM DES QÌGŌNG LERNE MAN
DIE PRINZIPIEN WAHREN MENSCHSEINS

Wer sich dem Studium des Qìgōng Yǎngshēng widmen will, muss bestimmte notwendige kulturelle, charakterliche und auf das Erkenntnisvermögen bezogene Voraussetzungen mitbringen. Gleichwohl ist es noch wichtiger, sich die moralischen Prinzipien zu Eigen zu machen, auf die sich wahres Menschsein gründet und die zu einer von allem Vulgären freien Gesinnung führen. Dieses Menschsein muss ein wahrhaftes sein, es darf nicht lediglich als Maske dienen.

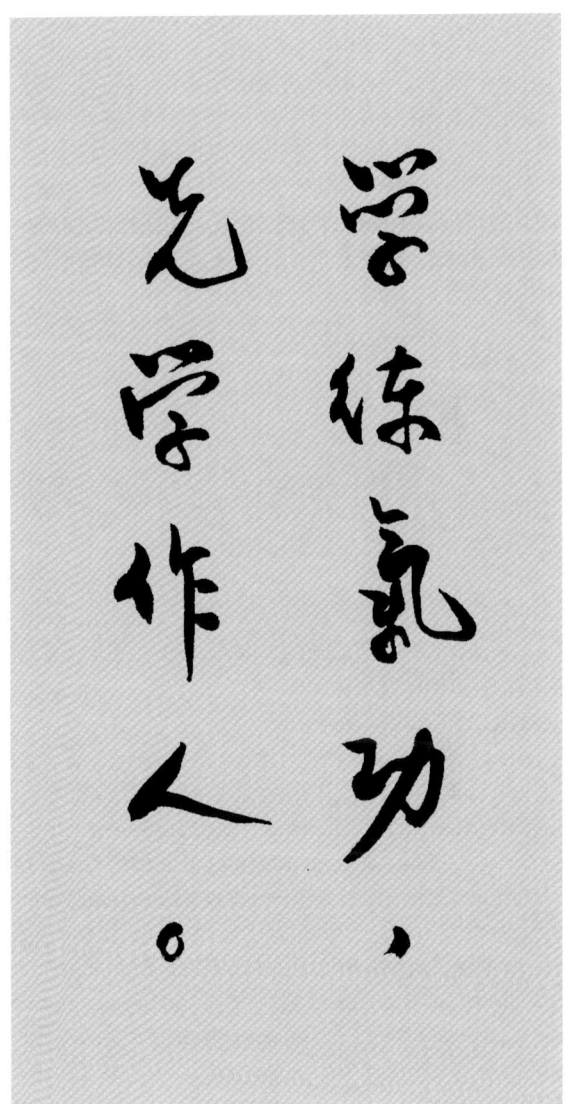

学练气功，
先学作人。

14

DER WEG DES NÄHRENS DER LEBENSKRAFT: AUF MORAL UND TUGEND GRÜNDET ER SICH

Ein bedeutsamer Aspekt des Weges (der Prinzipien) zur Nährung der Lebenskraft ist es, den die gesamten Lebensvorgänge des menschlichen Körpers bestimmenden Gesetzmäßigkeiten zu entsprechen, sich ihnen nicht zu widersetzen. Doch wichtiger noch sind die moralischen Qualitäten, die eigentlich den Grundstein dieses Weges bilden. Am Anfang eines Studiums des Qìgōng Yăngshēng sollte der Enthusiasmus stehen, das Qìgōng darf nicht lediglich als Fassade dienen, hinter der sich Lug und Trug verbergen und die Dinge mystifiziert werden, denn all dies schadet seinem Ruf.

養生之道，
品德為本。

15

EIN GUTER LEHRER FÜHRT AUF DEM WEG, HILFREICHE FREUNDE SIND DIE BEGLEITER

Wer das Qìgōng praktiziert, bedarf eines guten, d.h. durch fachliche und auch moralische Qualifikation sich auszeichnenden Lehrers, der ihn auf seinem Weg führt. Auch braucht er gute Freunde, die ihn darauf begleiten. Worte und Taten des Lehrers gereichen dem Schüler zum Vorbild. Begibt sich der Lehrende selbst aber auf Irrwege, so wird er mit zunehmender Anstrengung nur umso mehr dem ursprünglichen Ziel zuwiderlaufende Ergebnisse herbeiführen.

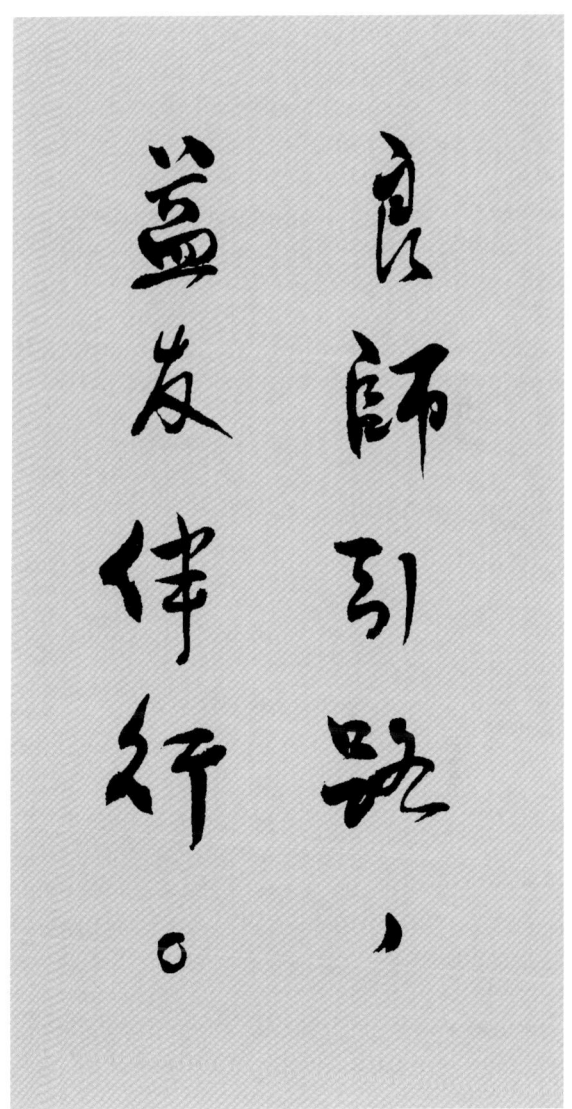

良師引路，

益友律行。

16

ZAHLREICH DIE IRRWEGE,
DIE ZU BETRETEN ES GILT ZU VERMEIDEN

Lang ist der Weg des Übens, und wenn ihn auch jeder zu begehen vermag, so ist er doch keineswegs gerade und eben. Zahlreich und verlockend sind die Irrwege, zahllos die Irrlehren. Aus unterschiedlichen subjektiven und objektiven Gründen ist es für den Übenden oft schwer, sie als solche zu erkennen. So ist besondere Wachsamkeit geraten, um nicht auf einen der Irrwege zu geraten.

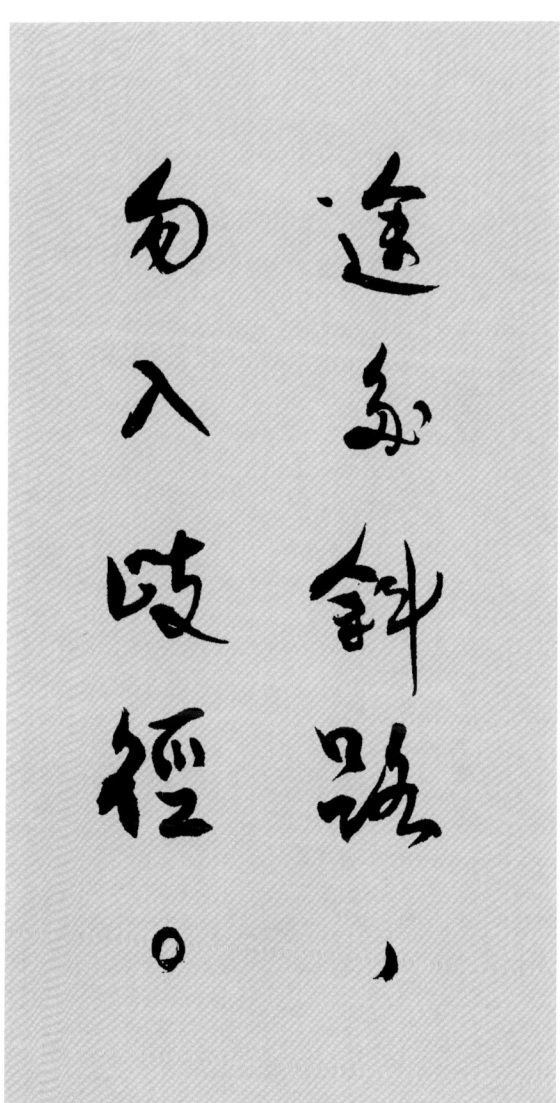

遠途斜路、

勿入歧徑。

17

HALTE IN EHREN DIE PRINZIPIEN, WIE SIE
IN DEN REDEN FRÜHERER WEISER
AUSDRUCK FANDEN

Heilige und Weise aller Jahrhunderte (d.h. mit univer-
salem Wissen, durchdringender Erkenntnis und umfas-
sendem Verständnis philosophischer Prinzipien begabte
Menschen) haben uns als Ergebnisse ihres ausdauernden
Studiums und ihrer beharrlichen Übungspraxis zahlreiche
Maximen und Grundsätze hinterlassen, die es zu schätzen und in Ehren zu halten gilt. Doch eingedenk der historischen Bedingungen, sollte man ihnen auch mit einer
wissenschaftlich-kritischen Einstellung begegnen.

先哲名言、
理宜珍重。

18

VON GRÖSSTEM WERT IST DER FLEISS,
SO MAG MANCH EINER
SEINEN LEHRER ÜBERTREFFEN

„Nur wenn man sich Hohes zum Vorbild nimmt, wird man das Mittelmaß erreichen." Dieses Sprichwort verdeutlicht die Wichtigkeit, die der Qualität des Lehrers zukommt. Der Philosoph Xúnzi 荀子 (3. Jh. v. u. Z.) sagt: „Die blau-grüne Farbtönung stammt von der Indigopflanze und ist sogar blauer als diese. Das Eis entsteht aus dem Wasser und ist sogar kälter als das Wasser." Hier wird deutlich, welche Bedeutung dem Fleiß des Schülers beizumessen ist. Beides, die Qualität des Lehrers und der Fleiß des Schülers, lassen sich nicht voneinander trennen. Nur wenn der Schüler ausdauernden Fleiß und beharrlichen Eifer aufbringt, vermag er vielleicht das genannte Ziel, den Lehrer noch zu übertreffen, zu erreichen.

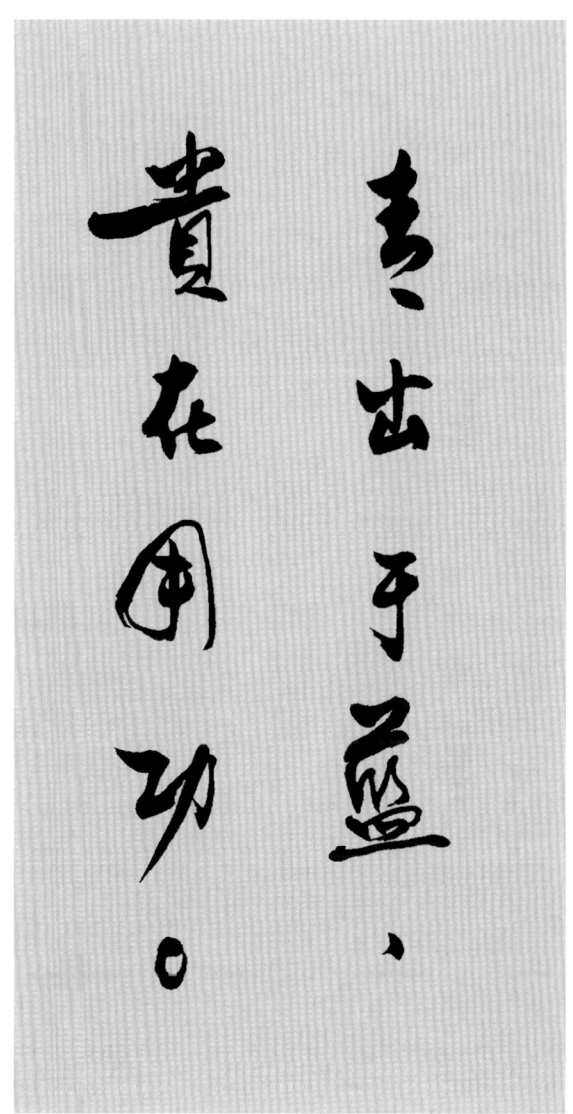

青出于蓝，
贵在用功。

19

DAS ÜBEN: IM SITZEN WIE EINE GLOCKE,
IM STEHEN EINER KIEFER GLEICH

Die Körperhaltung bildet eines der „5 Elemente der
Übungspraxis" (Körperhaltung, Atmung, Bewahren der
Vorstellungskraft *yìshŏu* 意守, Methodik der Übungen-
in-Ruhe *jìnggōng* 靜功, Methodik der Übungen-in-Bewegung *dònggōng* 動功). Werden die Übungen im Sitzen
praktiziert, so soll der Übende einer antiken Glocke mit
großer runder Öffnung gleichen, die Ruhe und Stabilität
ausstrahlt. Beim Üben im Stehen gleicht er einer tau-
sendjährigen Kiefer, die erhaben aufragt, majestätisch
unbewegt, voller Lebensenergie üppig grünt.

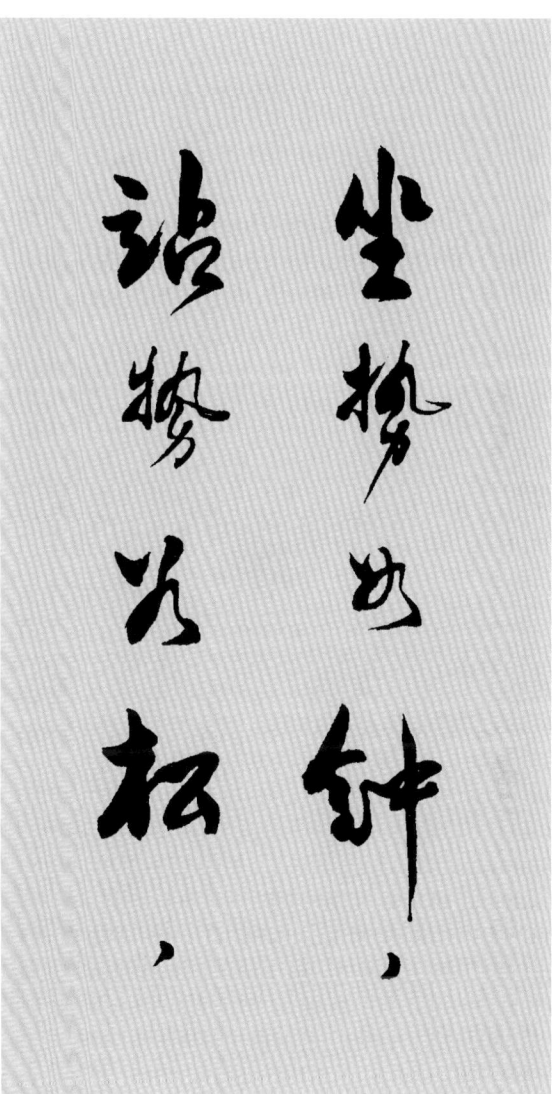

坐势曲如钟，

诗势曲如松，

20

WIE EIN BOGEN IM LIEGEN, GLEICH DEM WINDE IM GEHEN

Werden die Übungen im Liegen (auf der Seite liegend) praktiziert, so gleicht die durch natürliche Entspannung entstehende Krümmung des Rückens einem Bogen. Tatsächlich soll die Krümmung in dieser Haltung ganz natürlich und nicht vollkommen einem Bogen gleich sein. Die Verwendung des Wortes „Bogen" in diesem Satz ist auch reimbedingt. Im Gehen gleicht die Bewegung dem Wind, d.h., sie bezieht alle Körperkräfte gleichermaßen mit ein.

卧势の弓、
走势の風。

49

DREI SCHÄTZE BIRGT DER HIMMEL –
SONNE, STERNE UND MOND

Die Menschen des Altertums waren der Ansicht, dass Sonne, Sterne und Mond die wertvollsten Dinge des Himmels darstellen, und betrachteten sie als die drei sich im Wandel der Jahreszeiten verändernden Schätze des Universums. (Die Gestirne symbolisierten die Gesetzmäßigkeit des Wandels. Große Bedeutung hatten z.B. die sieben Sterne des Großen Bären, da sie als wichtige Richtungsweiser dienten.) Seit alters her benutzen Qìgōng-Meister das Bild der drei Himmelsschätze als Gleichnis für die wichtige Funktion der drei Schätze des Menschen im Übungsprozess des Qìgōng Yángshēng.

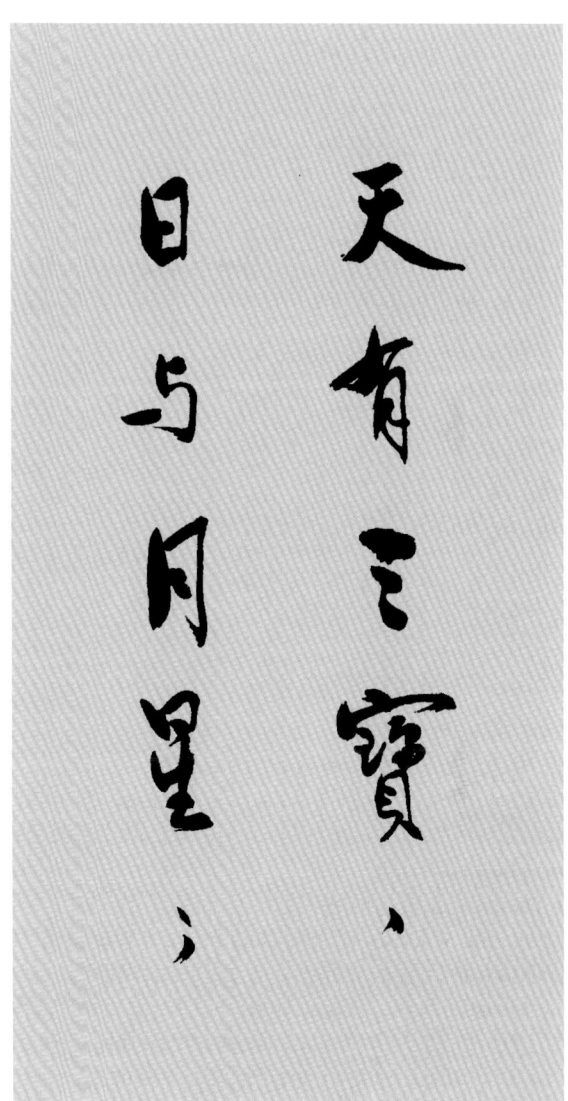

天有三寶、

日与月星、

22

DREI SCHÄTZE BIRGT DIE ERDE –
WASSER, FEUER UND WIND

Für die Menschen des Altertums gab es auch auf der Erde drei Schätze; als solche galten ihnen Wasser, Feuer und Wind. Alles Leben auf der Erde, tierisches, pflanzliches und menschliches, hängt von ihnen ab. Die drei irdischen Schätze haben, wie auch die drei Himmelsschätze, eine Gleichnisfunktion.

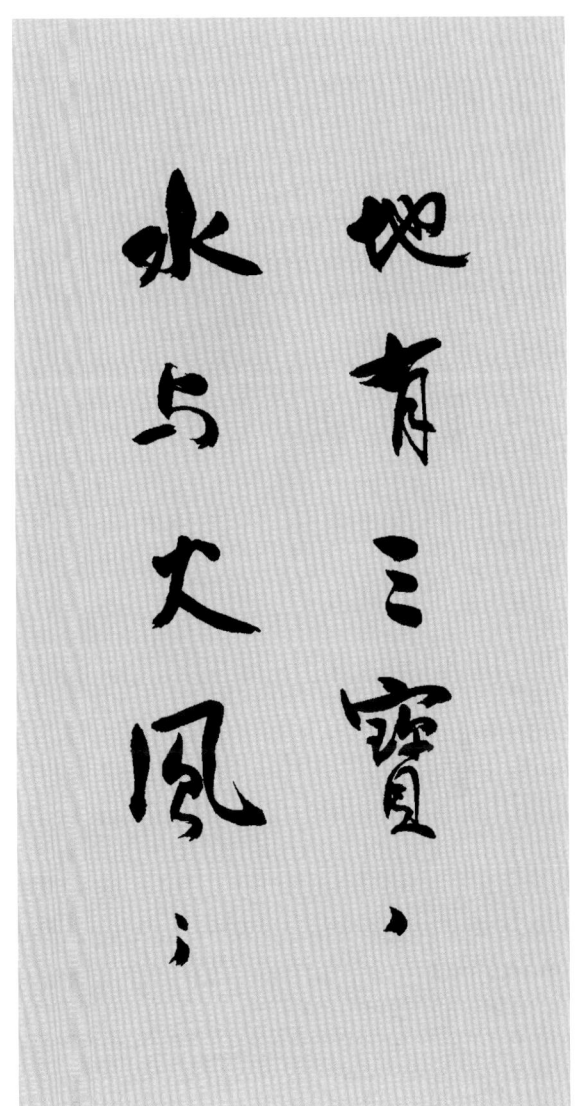

地有三寶，
水与火風；

23

DREI SCHÄTZE BIRGT DER MENSCH – GEIST, QÌ UND ESSENZ

Für den Menschen nahmen Qìgōng-Meister ebenfalls die Existenz dreier Schätze an, diese sind Essenz, Qì und Geist. Essenz *jīng* 精 stellt die den menschlichen Körper strukturierende materielle Grundlage dar. Qì 氣 ist die alle Lebensvorgänge des Menschen antreibende Kraft. Geist *shén* 神 bezeichnet die höchste Stufe geistiger Aktivität – gleichsam den Befehlshaber aller Lebensvorgänge. Aus diesem Grunde bildet die Kultivierung von Essenz, Qì und Geist den Wesenskern der Übungen.

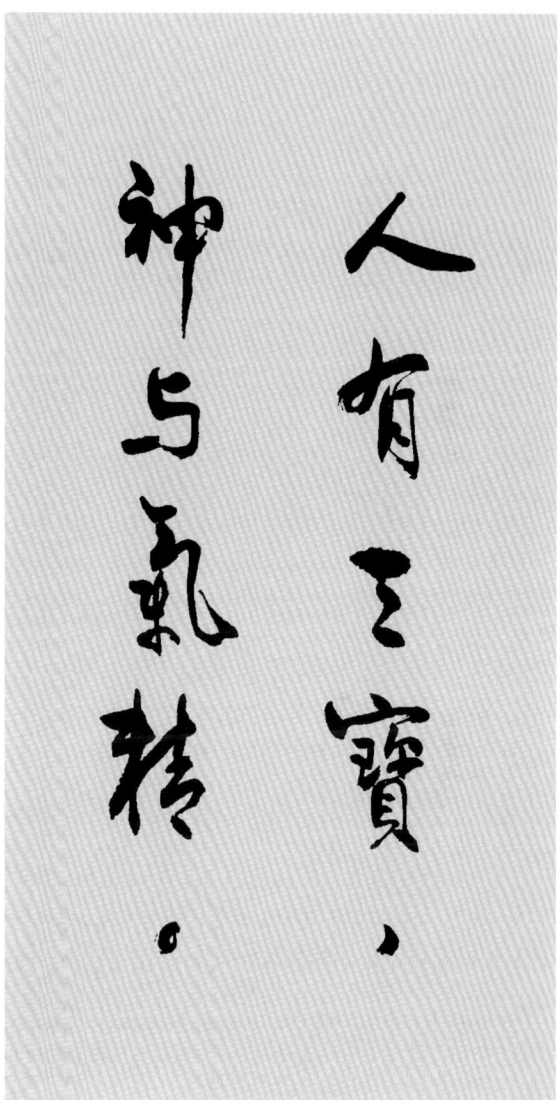

人有三寶，

神與氣精。

WESENTLICH FÜR DAS NÄHREN DER
LEBENSKRAFT IST ES, DIE ESSENZ ZU BEWAHREN

Der wichtigste und wertvollste Aspekt des Qìgōng Yǎngshēng ist, die Essenz des Funktionskreises Niere (*shèn* 腎) in einem Zustand der Fülle und Üppigkeit zu bewahren. Von den drei Schätzen des Körpers ist es die Essenz, *jīng* 精, die seine materielle Grundlage bildet. Hieraus erklärt sich, warum das Bewahren der Essenz den wichtigsten Aspekt des Qìgōng Yǎngshēng darstellt. Die Nieren-Essenz beherbergt Wahres Yīn (*zhēnyīn* 真陰) und Wahres Yáng (*zhēnyáng* 真陽) und ist die Wurzel des Vorgeburt-lichen (*xiāntiān* 先天). Als solches wird sie von Qìgōng-Meistern besonders hochgeschätzt.

養生之為，貴在保精。

25

DEN GEIST KONZENTRIEREN, UM DAS QÌ ZU KULTIVIEREN, DAS QÌ KULTIVIEREN, UM ESSENZ ZU ERZEUGEN

Hierbei handelt es sich um eine Methode der Himmelskreislauf-Übung (*zhōutiāngōng* 周天功). Da diese Übungsform zahlreiche spezielle Methoden umfasst, ist es notwendig, dass jemand mit einer reichhaltigen Übungserfahrung dazu anleitet. Der erste Schritt besteht darin, den Geist zu beruhigen und zu konzentrieren und den „Blick nach innen" (dies wird auch „Sehen mit der Vorstellungskraft" genannt) auf das vordere *dāntián* 丹田 zu richten. Hat das *dāntián*-Qì einen Zustand der Fülle erreicht, schließt sich die Methode „das Qì kultivieren, Essenz erzeugen" an.

凝神煉氣，

煉氣生精，

26

DIE ESSENZ KULTIVIEREN UND IN QÌ
UMWANDELN, DAS YĪN SINKT,
UND DAS YÁNG STEIGT

Nachdem die Stufe „das Qì kultivieren, Essenz erzeugen" erreicht ist, werden beim Zustand der Fülle von Essenz und Qì entsprechende physiologische Veränderungen auftreten. Die Nierenleitbahn zeigt einen Zustand kraftvoller Fülle, auch am Punkt *huìyīn* 會陰 („Zusammentreffen des Yīn", *rènmài* 任脈 1) sind entsprechende Symptome (Wärme, Bewegung) wahrnehmbar. Dabei handelt es sich um den Prozess „den Geist konzentrieren, um das Qì zu kultivieren", bei dem das Yīn entlang des *rènmài* sinkt. Hat dieser Prozess ein bestimmtes Ausmaß erreicht, so geht er über in den Abschnitt „die Essenz kultivieren und in Qì umwandeln" (Steigen des Yáng).

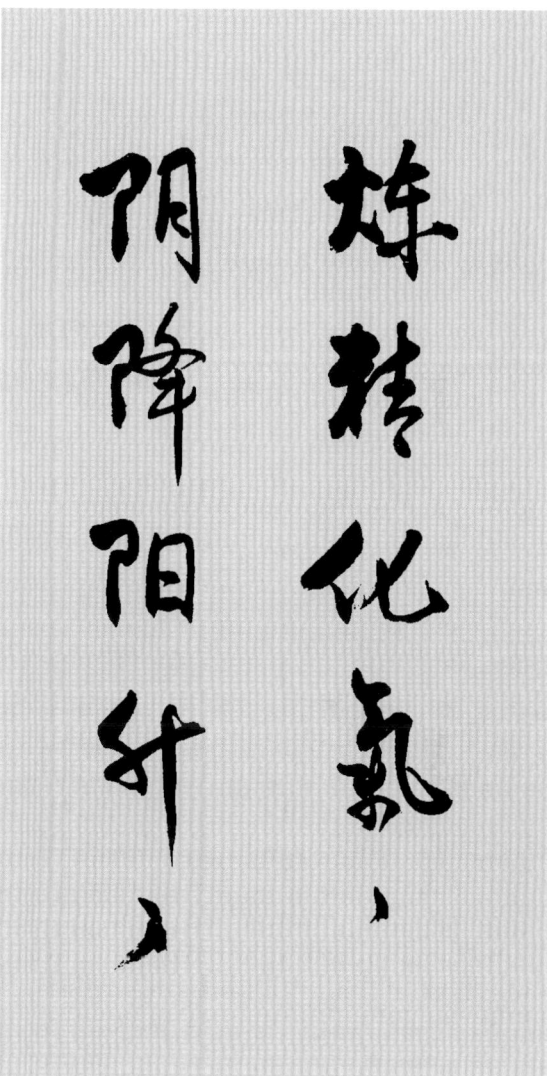

炼精化气、
阴降阳升，

27

DAS QÌ KULTIVIEREN UND ZU GEIST UMWANDELN, DEN GEIST KULTIVIEREN UND ZUR LEERE ZURÜCKKEHREN

Auf den Schritt „die Essenz kultivieren und in Qì um-
wandeln" folgt der Prozess „das Qì kultivieren und zu
Geist umwandeln". Die Vorstellungskraft wird im hinte-
ren *dāntián* – dem Bereich um den Punkt *mìngmén* 命門
(„Tor des Lebens", *dūmài* 督脈 4) bewahrt. Dies stellt eine
Methode zur Kultivierung des vorgeburtlichen Qì dar.
Zu diesem Zeitpunkt zeigen sich im Körperinnern relativ
komplexe Veränderungen, die die Anleitung durch einen
Meister erforderlich machen. Dieser entscheidet anhand
des konkreten Zustandes, ob der Übende zur nächsten
Stufe, „den Geist kultivieren, zur Leere zurückkehren",
übergehen kann.

炼气化神、

炼神还虚，

28

DIE LEERE KULTIVIEREN, DEM DÀO ENTSPRECHEN – SO VOLLENDET SICH DER HIMMELSKREISLAUF

Xūlíng 虛靈 bezeichnet hier einen Zustand, in dem der Geist klar, still und gelassen ist, Denken und Sinneswahrnehmung geschärft sind. *Dào* 道 bezieht sich auf die Gesetzmäßigkeiten der Lebensvorgänge des Menschen, meint hier aber auch seinen Himmelskreislauf – *rènmài* 任脈 und *dūmài* 督脈. Der Satz bedeutet: Erst wenn die Leere so weit kultiviert ist, dass sie dem *dào* entspricht, kann dies als eine erste Vollendung der Himmelskreislauf-Übung gelten.

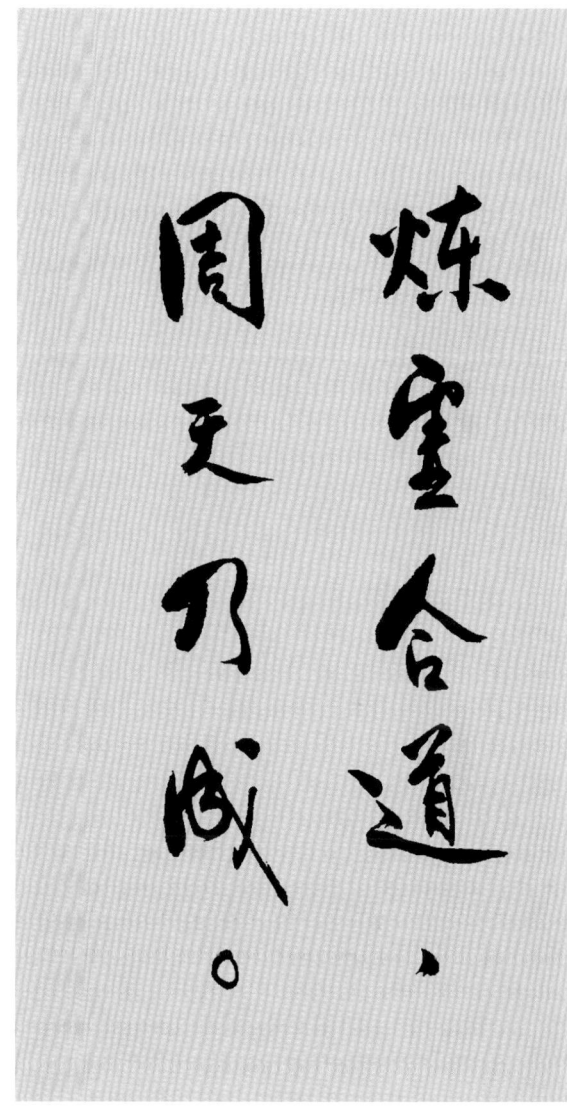

炼虚合道，
周天乃成。

29

BEIM ÜBEN GILT DAS VERHÄLTNIS SIEBEN ZU DREI; QUELLE UND LAUF DES FLUSSES UNTERSCHEIDEN SICH

In Bezug auf die Übungspraxis des Qìgōng Yǎngshēng gibt es zahlreiche theoretische und prinzipielle Fragestellungen. Eine von ihnen betrifft das Verhältnis von „sieben zu drei", zu dem ich, basierend auf meiner eigenen jahrzehntelangen Übungspraxis und meiner umfangreichen Praxis der Gesunderhaltung und Behandlung, des Unterrichtens und Forschens, eine Reihe von Punkten aufgestellt habe. Vergleichen lässt sich dieses Verhältnis mit der Beziehung zwischen der Quelle eines Flusses („sieben") und seinen verschiedenen Armen („drei").

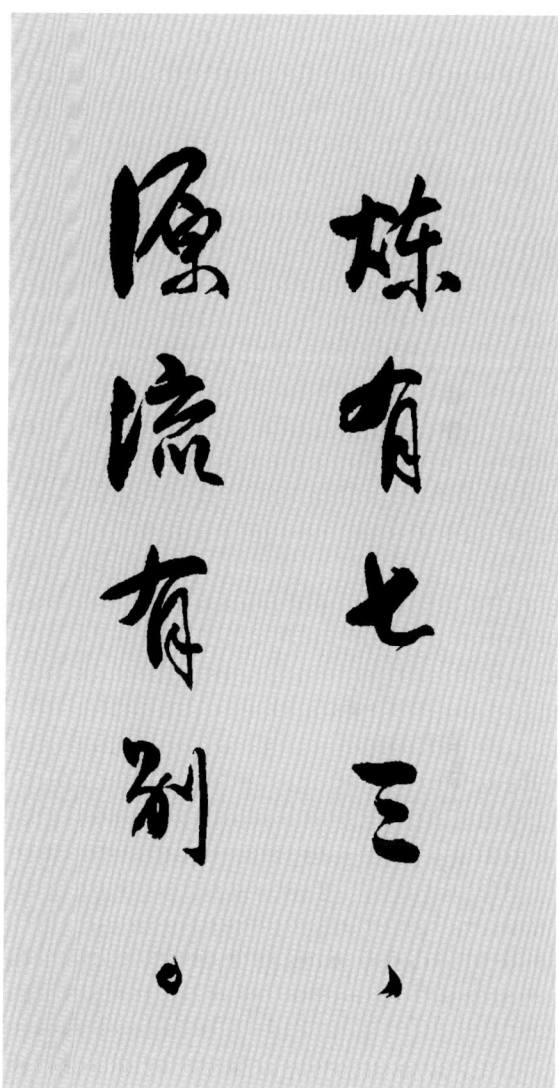

炼有之三、源流有别。

30

OBERE LEERE UND UNTERE FÜLLE –
DAS KULTIVIEREN DES URSPRUNGS-QÌ
BILDET DIE GRUNDLAGE

Der Punkt *qízhōng* 臍中 „Mitte des Nabels" (auch: *shénquè* 神闕 „Wachturm des Geistes"; *rènmài* 任脈 8; vorderes *dāntián* 丹田) stellt die Mitte dar, die den Körper in eine untere und eine obere Hälfte teilt. Die obere Körperhälfte ist dem Yáng, die untere dem Yīn zugeordnet. Beim Üben sollen oben Leere und Leichtigkeit, unten Festigkeit herrschen. Diese wesentliche Methode zur Kultivierung des Ursprungs-Qì (*yuánqì* 元氣) bildet die Grundlage der Praxis des Qìgōng Yǎngshēng.

上實下寶，

培元為本。

31

DAS VERHÄLTNIS VON OBERER UND UNTERER KÖRPERHÄLFTE: UNTEN SIEBEN, OBEN DREI

Für jede der verschiedenen Übungsanforderungen, wie z. B. die Verteilung der Vorstellungskraft, das Steigen, Sinken, Öffnen und Schließen, gilt in Bezug auf obere und untere Körperhälfte das Verhältnis: unten sieben, oben drei. Dieses Verhältnis kann sich unter bestimmten Umständen ändern, doch bleibt das Prinzip unverändert, wonach die untere Körperhälfte den Schwerpunkt bildet. Gleiches gilt für die im Folgenden aufgeführten Anforderungen.

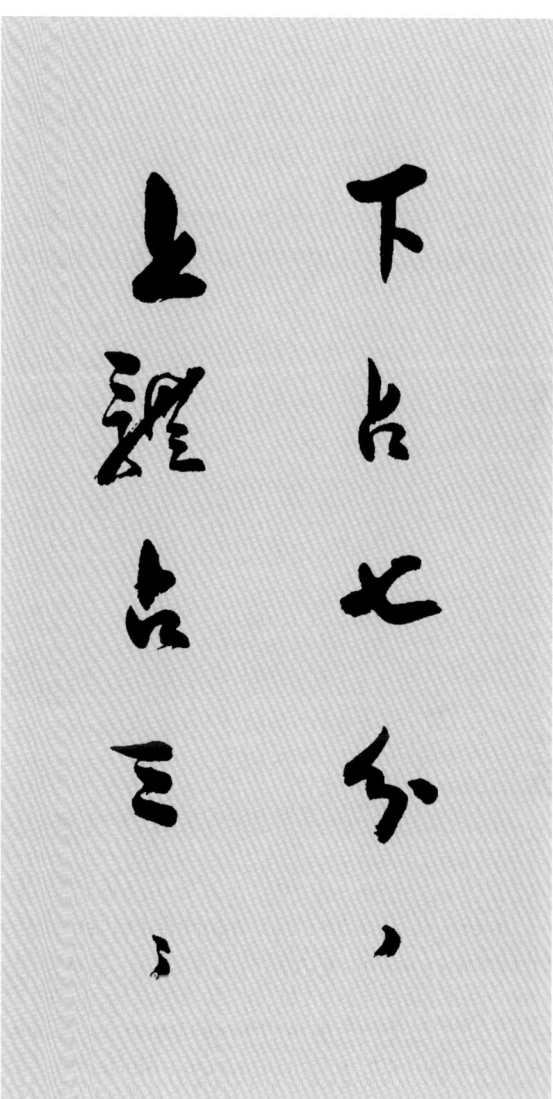

下占七分，
上鍾占三、

32

DAS VERHÄLTNIS VON INNEN UND AUSSEN
DES KÖRPERS: INNEN SIEBEN, AUSSEN DREI

Für das Verhältnis von Innerem und Äußerem des Körpers soll gelten: innen sieben, außen drei. Innen bezieht sich dabei auf Essenz, Qì, Geist, die fünf *zàng* 臟-, sechs *fŭ* 腑-Funktionskreise und den Zustand des inneren Qì, dessen Zentrum das Qì des mittleren *dāntián* 丹田 bildet. Wichtig dabei ist, das Qì in das *dāntián* abzusenken, so dass es eine Wurzel hat. Außen bezieht sich auf Sehnen, Knochen, Haut, Augen, Nase, Ohren, Mund, die Gliedmaßen und alle anderen Körperteile. Die inneren Organe bilden die Grundlage des Körperäußeren, das Äußere wird durch das Innere bestimmt.

内古也分、

加泥古三、

33

DAS VERHÄLTNIS VON SAMMELN UND
ENTFALTEN: SAMMELN SIEBEN, ENTFALTEN DREI

Für die Körperhaltung gilt in Bezug auf das Sammeln und Entfalten: Sammeln sieben, Entfalten drei. Dieses Verhältnis ist generell gültig, doch kann es konkret bei einem Übenden aufgrund seines Charakters (introvertiert oder extrovertiert), oder auch bedingt durch die unterschiedlichen Abschnitte des Übens, modifiziert werden. Unter dem Aspekt des Yǎngshēng („Nähren der Lebenskraft") bleibt diese Anforderung doch letztlich unverändert gültig.

收斂已分、

舒展古三。

34

DAS VERHÄLTNIS VON ZURÜCKHALTEN IM INNERN UND ZEIGEN NACH AUSSEN: ZURÜCKHALTEN SIEBEN, NACH AUSSEN ZEIGEN DREI

Für die äußere Erscheinung (als Ausdruck des geistigen Zustandes) gilt: im Innern zurückhalten sieben, nach außen zeigen drei. Ersteres stellt einen Zustand des Nach-innen-gewandt-Seins dar. Erreicht der Übende eine bestimmte Stufe der Übungspraxis, so werden sich die Bewegungstendenzen des Qì in der äußeren Erscheinung manifestieren. Da beim Qìgōng Yǎngshēng das innere Qì den wesentlichen Aspekt bildet, gilt es, ein übermäßiges Veräußerlichen (einen Zustand des Nach-außen-gerichtet-Seins) zu vermeiden.

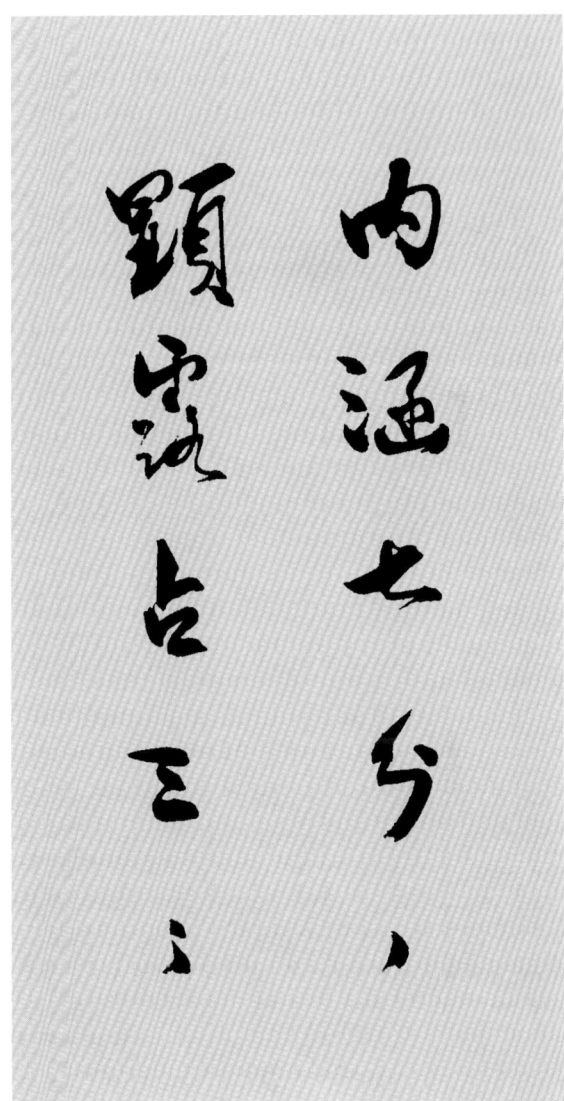

内涵七分，

顕露占三。

35

DAS VERHÄLTNIS VON NÄHREN IM INNERN UND VERBRAUCHEN NACH AUSSEN: NÄHREN SIEBEN, VERBRAUCHEN DREI

Unter dem Aspekt, welches Ziel die Übungen des Qìgōng Yǎngshēng verfolgen, gilt das Verhältnis: im Innern nähren sieben, nach außen „verbrauchen" drei. So sollten alle praktizierten Methoden dem Ziel des Übens dienlich sein. Für das Nähren im Innern gibt es zahlreiche konkrete Methoden, z. B. die Vorbereitungsübungen, Methoden des Regulierens und Kontrollierens während des Übens, Abschlussübungen usw., die alle für besonders wichtig erachtet werden. Für diese gilt gleichermaßen, dass man immer ein gewisses Quantum an Energie und auch Interesse unverbraucht lassen sollte.

内養七分、
外圍占三。

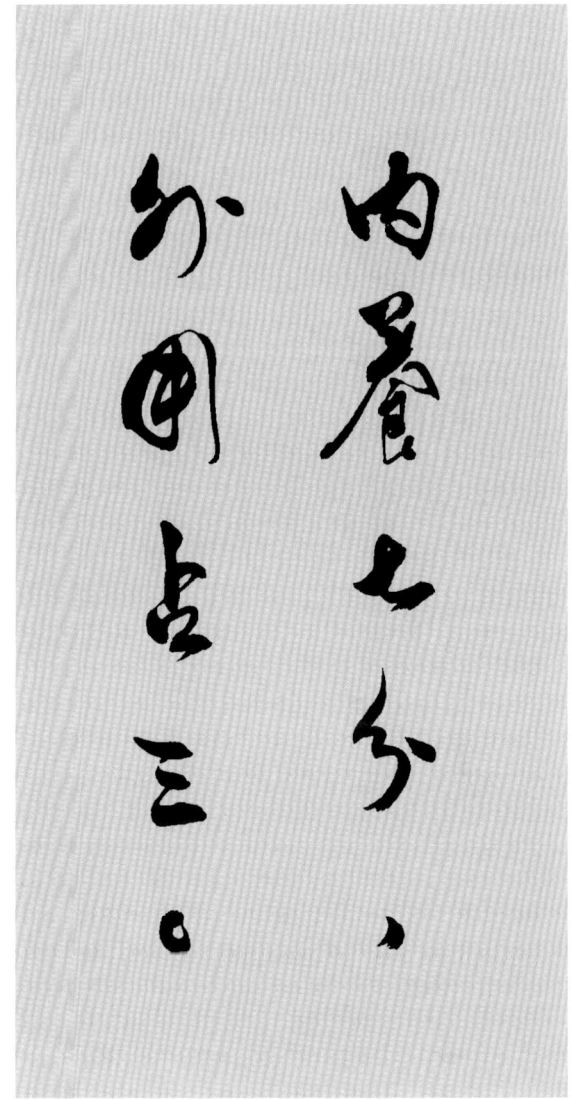

36

DAS ÜBEN UMFASST SCHWIERIGES UND EINFACHES, AM WICHTIGSTEN IST ES, DAS WESENTLICHE ZU ERFASSEN

In den Übungen des Qìgōng Yǎngshēng gibt es Schwieriges und auch Einfaches, doch die Essenz (den Kern) zu erfassen und nicht bei der äußeren Schale stehenzubleiben, ist wohl das Wichtigste. Einfach und schwierig sind relative Begriffe. Basierend auf meiner langen Übungserfahrung habe ich in Bezug auf Theorie und Methodik eine Reihe von Problempunkten zum Verhältnis einfachschwierig zusammengefasst.

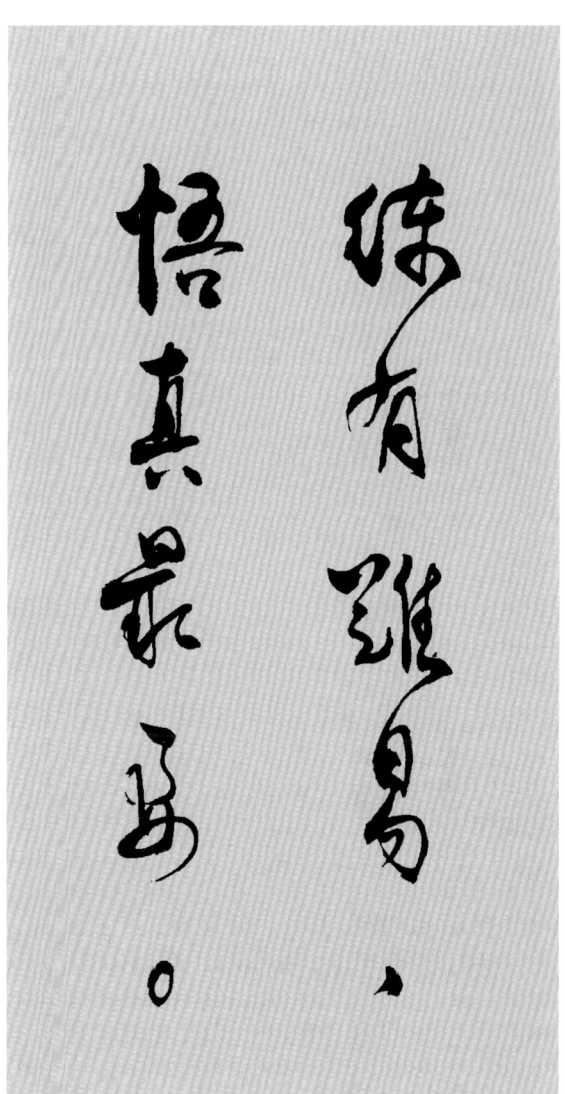

体有难易，
悟真最要。

37

EINFACH IST ES, DAS QÌ ZU ÜBEN,
DOCH SCHWIERIG, ES ZU BÄNDIGEN

Beim Üben des Qìgōng Yǎngshēng gibt es zahlreiche schwierige Punkte; so herrscht allgemein auch die Auffassung, dass der Zugang zum Qìgōng nicht einfach zu finden ist. Hat man jedoch das Tor durchschritten, wird man nicht das Üben, sondern vielmehr das „Bändigen des Qì" als schwierig empfinden. *Fú* 服 bedeutet „bändigen", über das Qì die Kontrolle ausüben, die es nicht zu verlieren gilt. Sämtliche Fehler und Verirrungen entstehen eben aus der mangelnden Fähigkeit des Übenden, das Qì zu bändigen.

练气容易，
伏气最难。

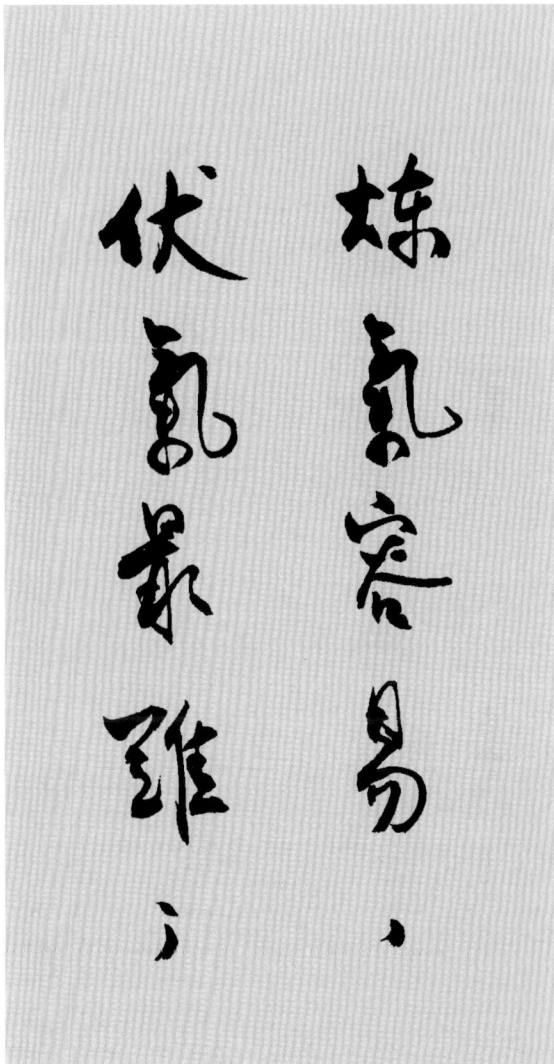

38

EINFACH IST ES, DAS QÌ ZU ÜBEN, DOCH SCHWIERIG, ES ZU NÄHREN

Eine weitere Schwierigkeit der Übungen des Qìgōng Yǎngshēng stellt die Frage dar, wie das Qì genährt werden kann. Die Lehre vom Qìgōng Yǎngshēng hat zum Ziel, durch das Üben des Qì die Lebenskraft zu nähren. Das Qì ist die Antriebskraft für alle Lebensvorgänge des Körpers. Genährt wird diese Lebenskraft durch das Nähren des Qì. Dies wird jedoch schwer gemacht durch häufig vorhandene Störungen, die subjektive und objektive Ursachen haben können.

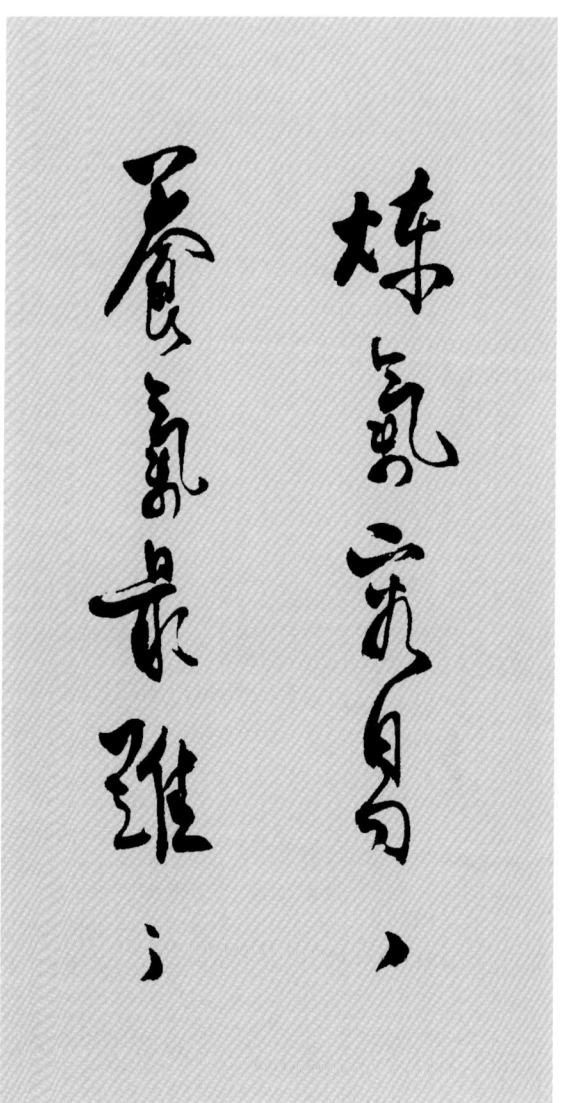

炼气容易，
养气最难。

39

EINFACH IST ES, DAS QÌ ZU ÜBEN,
DOCH SCHWIERIG, ES ZU STABILISIEREN

Eine dritte Schwierigkeit der Übungen des Qìgōng Yǎngshēng besteht darin, das Qì zu stabilisieren. *Gù* 固 hat die Bedeutung „befestigen", „stabilisieren", „dauerhaft", „solide" machen. Jeder Übende weiß um die Wichtigkeit, zunächst ein Fundament zu errichten, auf dem das Kultivieren des Qì geschehen kann, denn nur so kann das Ziel, nämlich das Qì zu stabilisieren, erreicht werden. Wesentlich ist, dass das Qì eine Wurzel hat. Ist diese Wurzel nicht stabil, wird das Qì nach oben schweben.

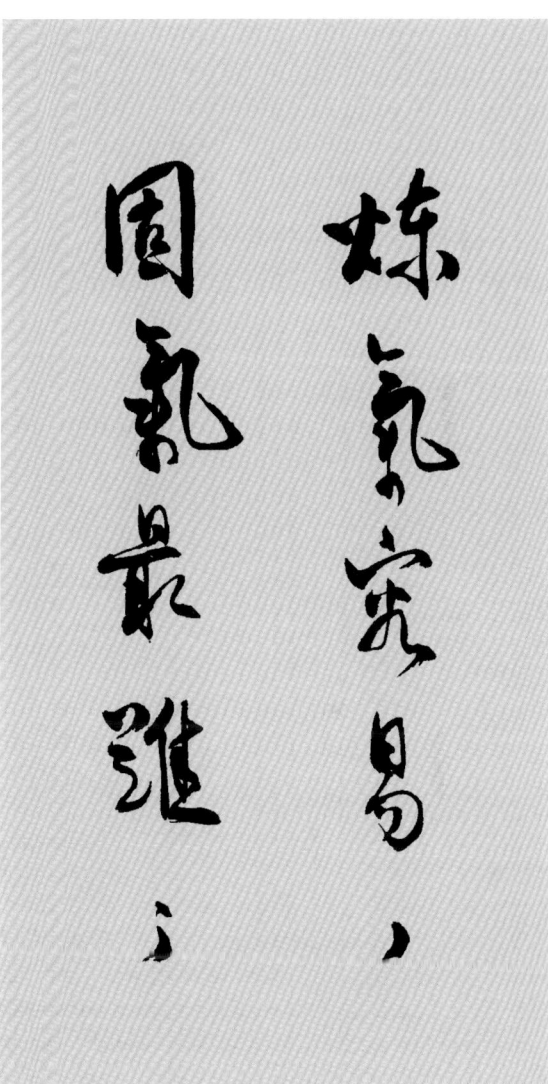

炼气密易，
固气最难。

40

EINFACH IST ES, DAS QÌ ZU ÜBEN,
DOCH SCHWIERIG, DIE ESSENZ ZU BEWAHREN

Die vierte Schwierigkeit betrifft die Frage, wie die Essenz zu bewahren ist. Im Qìgōng Yǎngshēng wird der Kultivierung von *jīng* 精 (Essenz), Qì 氣 und *shén* 神 (Geist) große Bedeutung beigemessen. Die Essenz, hiermit ist die Essenz des Funktionskreises Niere gemeint, bildet sowohl für *shén* als auch für Qì die Grundlage. Bei ausreichender Essenz ist das Qì in einem Zustand der Fülle; herrscht Qì-Fülle, wird auch *shén* üppig sein. Ein Zustand der Üppigkeit und Fülle von *jīng*, Qì und shén bewirkt Kraft und Gesundheit.

炼气容易，
保精甚难。

41

EINFACH IST ES, DAS QÌ ZU ÜBEN, DOCH SCHWIERIG, ES ZU REGULIEREN

Die fünfte Schwierigkeit bei den Übungen des Qìgōng Yǎngshēng besteht darin, das Qì zu regulieren. *Tiáo* 調 bedeutet „regulieren", „verteilen". Diese Schwierigkeit wird sich im Verlauf des Übens schrittweise lösen lassen. Das Kultivieren des Qì geschieht zum einen unter den natürlich gegebenen Voraussetzungen, zum anderen ist es der Übende, der aktiv das Qì reguliert und verteilt.

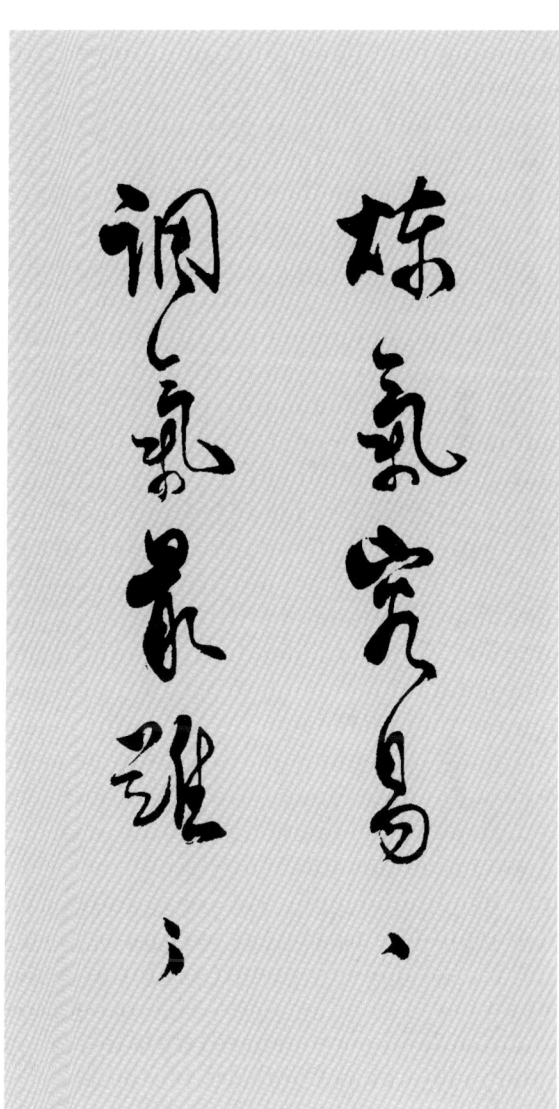

栋气宽昌、
词气最雄、

42

EINFACH IST ES, DAS QÌ ZU ÜBEN,
DOCH SCHWIERIG, DEN GEIST
ZU BEHERRSCHEN

Die sechste Schwierigkeit des Übens besteht in der Kontrolle des Geistes. *Yù* 御 bedeutet „lenken", „kontrollieren", „beherrschen". Qìgōng-Meister sind der Ansicht, dass Aktivitäten des menschlichen Geistes vergleichbar sind mit einer Horde Affen oder einer Herde Wildpferde, d.h., nur mehr schwierig kontrolliert und zur Ruhe gebracht werden können. Je mehr die Ruhe angestrebt wird, desto schneller scheinen sich die Gedanken zu jagen. Besonders gilt dies für geschwächte Menschen, die an einem Qì-Mangelzustand leiden. Darum heißt es: Schwierig ist es, den Geist zu beherrschen.

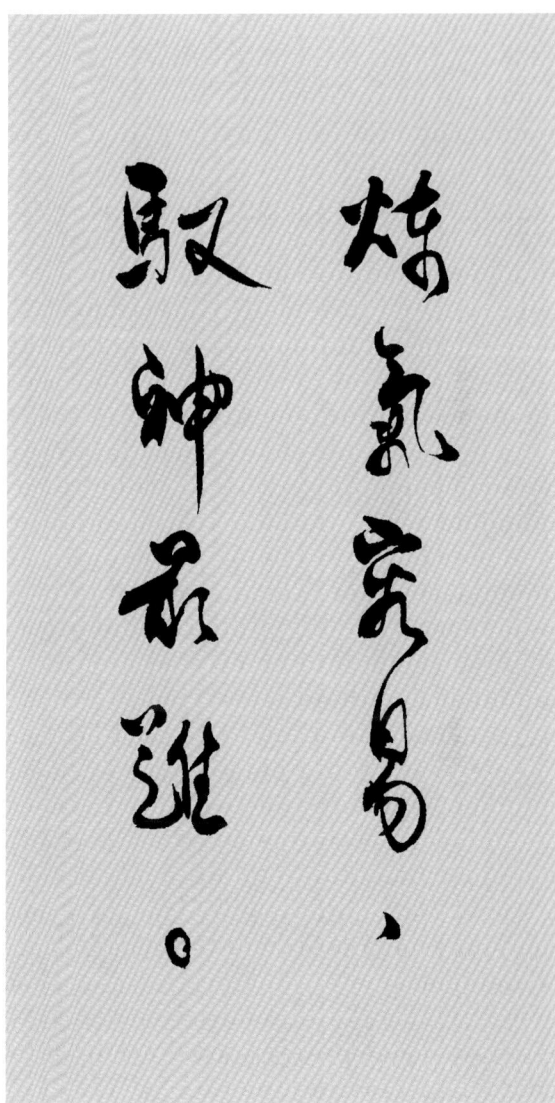

焙氣完易、

取神乃難。

43

DIE BEWEGUNGEN DES QÌ SIND DAS SINKEN UND STEIGEN, ÖFFNEN UND SCHLIESSEN

Die *qìxī* 氣息-Bewegungen* des Körpers bestehen aus Steigen-Sinken und Öffnen-Schließen. Von feiner und durchdringender Qualität, lassen sie sich mit Hilfe von Bildern begreifbar machen. Das Steigen gleicht der Bewegung des Erd-Qì, welches im Frühling emporsteigt und neues Wachstum hervorbringt. Dem Sich-Absenken schwerer Regenwolken auf einen Berggipfel gleicht die Bewegung des Sinkens. Öffnen bedeutet ein von innen (mit dem mittleren *dāntián* 丹田 als Zentrum) ausgehendes Sich-Ausdehnen und Entfalten. Schließen stellt ein von der Körperoberfläche zum mittleren *dāntián* gerichtetes Sammeln und Verdichten dar. Die Bewegungen des *qìxī* sind immer komplementär, d.h., das Steigen ist mit einem Sinken verbunden und umgekehrt. Gleiches gilt auch für das Öffnen und Schließen.

---

* Der Begriff *qìxī* bezeichnet zum einen Qì und seine Bewegungen, zum anderen die von diesen Bewegungen ausgehenden Signale und Impulse, die der Übende als Qì-Empfindung (*qìgǎn* 氣感) wahrnehmen kann.

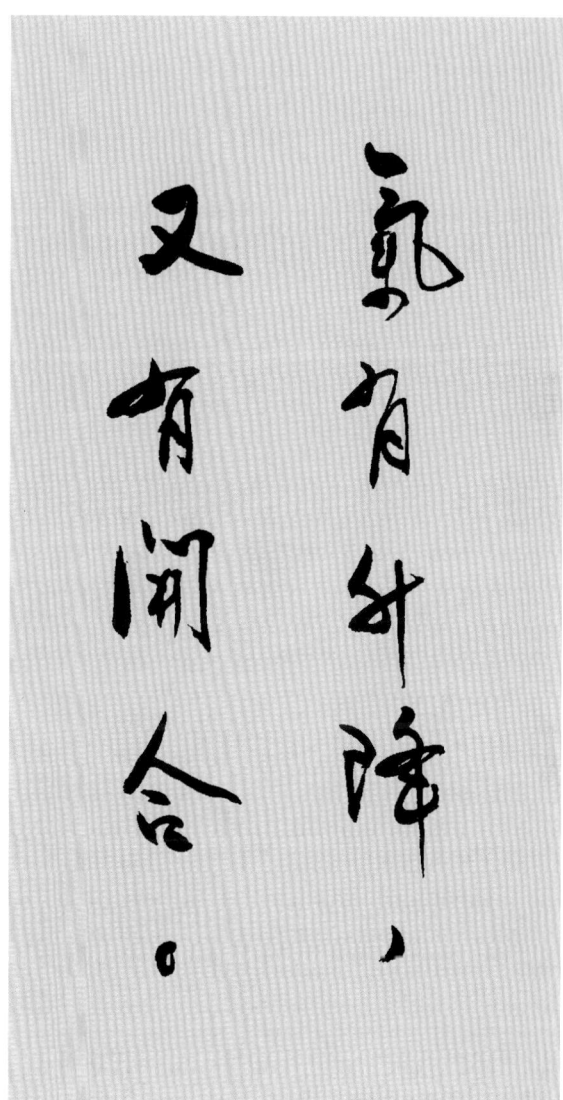

气有升降，
又有开合。

44

IM STEIGEN IST SINKEN, IM SINKEN STEIGEN

Steigen und Sinken des *qìxī* 氣息 sind komplexe Bewegungen; das Steigen geht mit einem Sinken einher, um ein übermäßiges Steigen zu verhindern. In der sinkenden ist eine steigende Bewegung vorhanden, um so ein übermäßiges Sinken zu verhindern. Steigen und Sinken basieren aufeinander und wirken komplementär.

牝中有牡、
牡中有牝。

45

GIBT ES STEIGEN UND SINKEN, SO IST DOCH DAS SINKEN DIE GRUNDLAGE

Umfasst die *qìxī* 氣息-Bewegung auch Steigen und Sinken, so ist doch ihr Verhältnis kein gleichwertiges. Steigen ist dem Yáng, Sinken dem Yīn zugeordnet, d.h., Yáng hat die Eigenschaft zu steigen und Yīn die zu sinken. Yīn ist die Grundlage des Yáng, und so gilt für die Bewegungen des Steigens und Sinkens, dass die Wurzel des Steigens das Sinken bildet.

有升有降，
以降为根。

46

EIN ÜBERMÄSSIGES STEIGEN FÜHRT ZUM SCHWEBEN; ÜBERWIEGT DAS SINKEN, SO STELLT SICH STABILITÄT EIN

Ein Übermaß an Steigen führt zu einem Zustand des Schwebens, so dass der Übende häufig das Gefühl eines leichten Dahintreibens hat. Dies kann ganz besonders bei körperlich schwachen Menschen, deren Qì-Wurzel nicht gefestigt ist, auftreten und auch zu Benommenheit und einem Schweregefühl des Kopfes führen. Aus diesem Grund sind übermäßiges Steigen und ein Schweben des Qì zu vermeiden. Überwiegt bei der *qìxī* 氣息-Bewegung das Sinken, stellt sich beim Übenden ein Gefühl der Stabilität und Entspanntheit ein. Die untere Körperhälfte wird als von Kraft erfüllt empfunden, die obere Körperhälfte ist leicht und entspannt.

升俛于浮、
降俯于沉。

47

ÜBERWIEGT DAS STEIGEN, ENTSTEHT OBERE FÜLLE; ÜBERWIEGT DAS SINKEN, STELLT SICH UNTERE FESTIGKEIT EIN

Ein Übermaß an Steigen zeigt sich häufig in einem Zustand der oberen Fülle als Anzeichen für Qì-Leere oder mangelnde Festigkeit der Qì-Wurzel. Symptome eines solchen Zustandes sind u.a. Benommenheit, Schweregefühl des Kopfes, Ohrensausen, schweres Atmen, Herzklopfen und Ansteigen des Blutdruckes. Überwiegt das Sinken, so führt dies häufig zu einem Gefühl der Fülle in der unteren Körperhälfte. Doch auch beim Sinken gibt es ein Zuviel, was dann eine Umkehrung der Bewegung zur Folge hat.

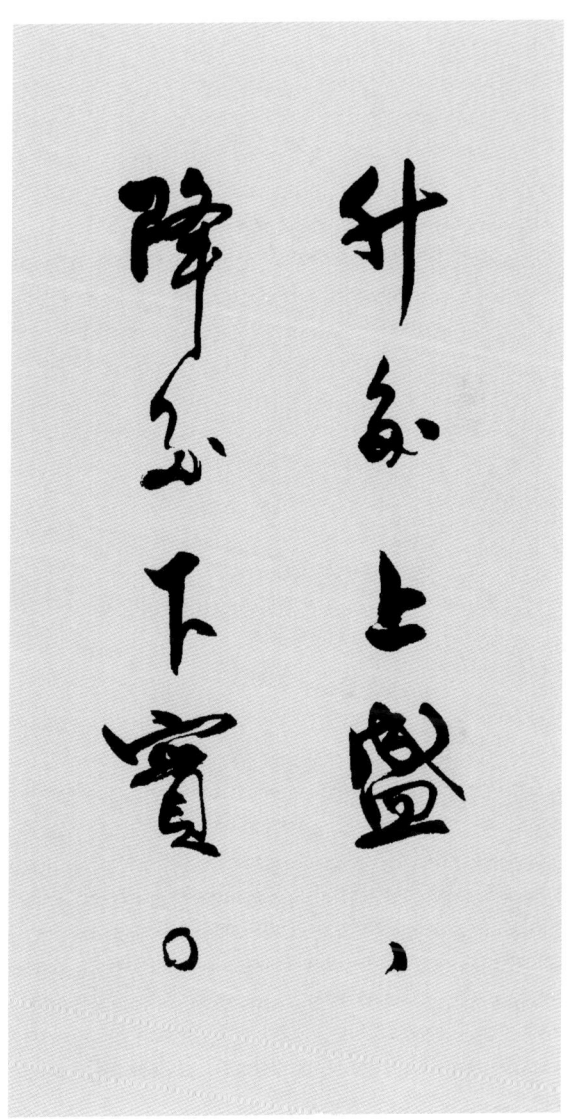

升以上盛，降以下寶。

48

IM ÖFFNEN IST SCHLIESSEN,
IM SCHLIESSEN AUCH ÖFFNEN

Die öffnenden und schließenden *qìxī* 氣息-Bewegungen sind recht kompliziert. In der Bewegung des Nach-außen-Öffnens findet sich auch ein Nach-innen-Schließen, um ein übermäßiges Öffnen zu verhindern. So ist auch in der Bewegung des Nach-innen-Schließens ein Nach-außen-Öffnen vorhanden, um einem zu starken Schließen entgegenzuwirken. Öffnen und Schließen basieren aufeinander und wirken komplementär.

闹中有含，
含中有闹，

49

GIBT ES EIN ÖFFNEN UND SCHLIESSEN, SO BILDET DOCH DAS SCHLIESSEN DIE WURZEL

Das Verhältnis von Öffnen und Schließen der *qìxī* 氣息-Bewegungen ist kein gleichwertiges. Öffnen ist dem Yáng, Schließen dem Yīn zugeordnet; Nach-außen-gerichtet-Sein ist ein Attribut des Yáng, Nach-innen-gerichtet-Sein eines des Yīn. Da das Yīn die Grundlage des Yáng bildet, gilt für diese Bewegungen, dass das Schließen die Wurzel des Öffnens darstellt.

有開有合、
以合為本；

50

ÖFFNEN TENDIERT ZUM VERÄUSSERN, SCHLIESSEN TENDIERT ZUM NÄHREN

So wie die Wirkung der öffnenden Bewegung leicht zu einem Nach-außen-Verbrauchen (entäußern) führt, so tendiert das Schließen zum Nähren im Innern. Für das Qìgōng Yǎngshēng gilt, dass die Bewegungen des Öffnens und Schließens sich beim Üben gegenseitig eingrenzen und komplementär wirken. So ist in der nach außen öffnenden Bewegung auch ein Nach-innen-Schließen vorhanden und umgekehrt. Das Schließen ist die Grundlage des Öffnens.

閑儀于圉、

合儀于養。

51

ÜBERWIEGT DAS ÖFFNEN, ENTSTEHT LEERE;
ÜBERWIEGT DAS SCHLIESSEN, ENTSTEHT FÜLLE

Verbunden mit dem Nach-außen-Öffnen wird der Übende häufig einen Füllezustand des *qìxī* 氣息 empfinden. Ist diese Bewegung jedoch zu intensiv, können sich ein Nach-außen-Fließen des *qìxī* (Zerstreuung der Körperenergie) und ein Gefühl der Qì-Leere einstellen. Das Nach-innen-Schließen stellt einen Prozess der Sammlung des Inneren Qì (*nèiqì* 內氣) dar. Überwiegt das Schließen, wird ein Füllezustand des *nèiqì* wahrgenommen, doch darf auch diese Bewegung keine übermäßige sein.

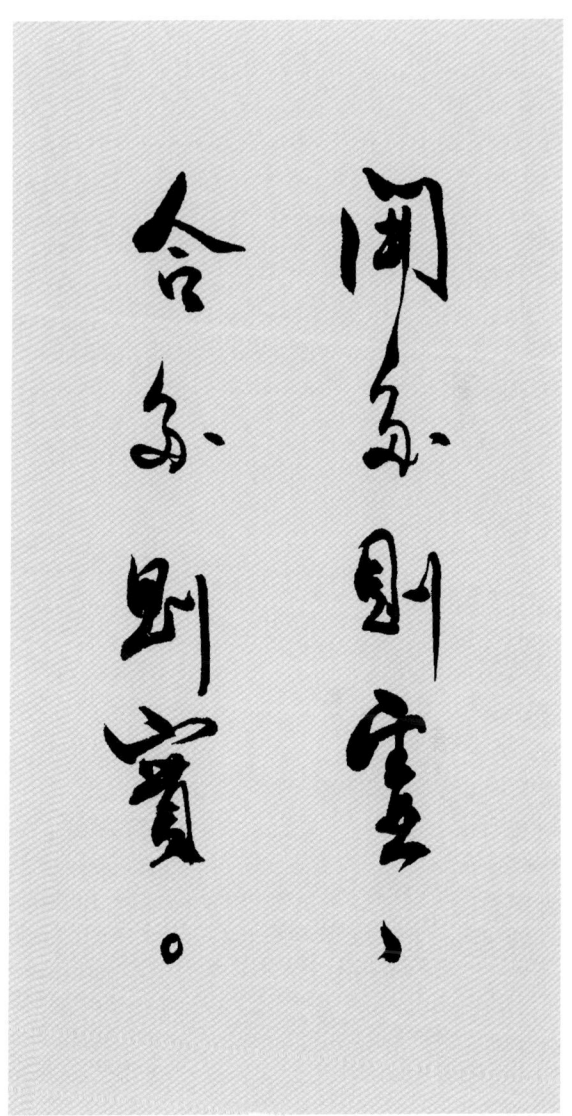

開卷則喜，合卷則賓。

52

DAS VERHÄLTNIS SIEBEN-DREI,
EINFACH UND SCHWER –
BEIDES GILT ES ZU ERGRÜNDEN

Weiter oben wurden bereits das Verhältnis von „sieben zu drei" und das Problem des „Einfachen und Schwierigen" behandelt, beidem sollte sich der Übende eingehend widmen. Die aufgezählten fünf Punkte für das Verhältnis „sieben-drei" stehen in wechselseitiger Beziehung zueinander, und auch die erwähnten sechs Punkte zum Problem des Einfachen und Schwierigen können nicht voneinander getrennt werden. Freilich ließen sich die in den entsprechenden Versen und den dazugehörigen Kommentaren dargestellten Inhalte noch differenzierter betrachten und so vertiefend behandeln.

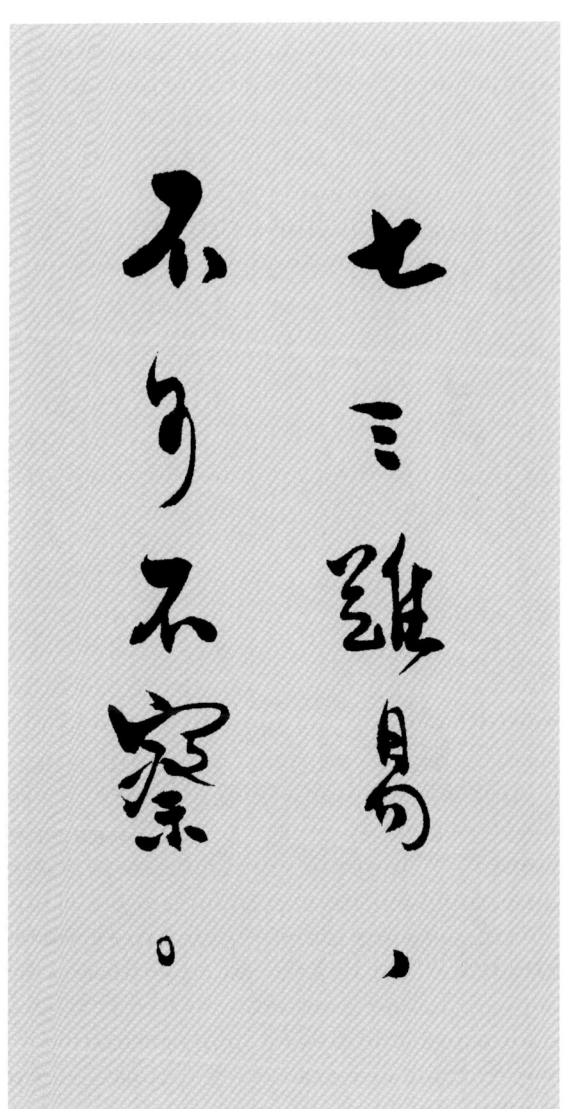

七三雖易，

不可不察。

53

DIE PRINZIPIEN DES STEIGENS UND SINKENS,
ÖFFNENS UND SCHLIESSENS DÜRFEN NICHT
IN IHR GEGENTEIL VERKEHRT WERDEN

Für die jeweils vier Prinzipien der komplementären Bewegungen des Steigens und Sinkens, Öffnens und Schließens gilt in der Praxis zwar, dass dann ein guter Übungszustand besteht, wenn sich der Übende wohl und erfüllt
von Kraft fühlt, doch bilden immer Sinken und Schließen
die Wurzel des Steigens und Öffnens. Dieser prinzipiellen
Anforderung sollte man nicht zuwiderhandeln, da sich
sonst der angestrebten Wirkung entgegengesetzte Veränderungen einstellen.

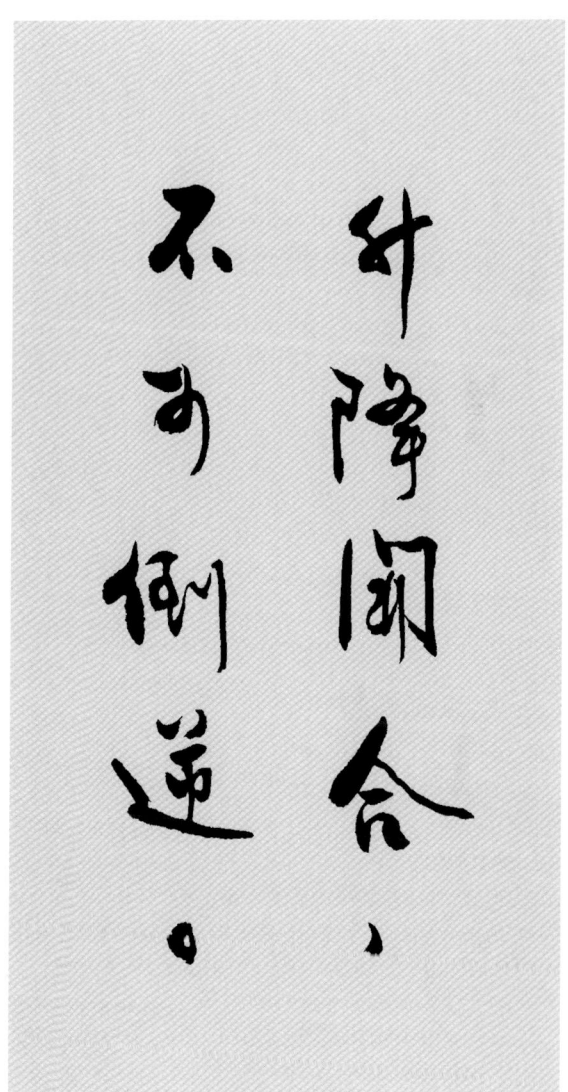

升降開合，
不可倒逆。

54

DAS FUNKTONSPRINZIP ALLER LEBENS-
VORGÄNGE IST DIE BEWEGUNG

Das Funktionsprinzip der Veränderung aller menschlichen Lebensvorgänge besteht in der Bewegung. Alles
Lebendige ist zu jedem Zeitpunkt es selbst, zugleich aber
auch schon ein anderes. Alles Leben ist in fortwährender
Bewegung der Entstehung und Erneuerung, des Alterns
und Vergehens begriffen. Kommt diese Bewegung zum
Stillstand, so erlischt das Leben. Aus diesem Grunde lässt
sich sagen, dass Leben in der Bewegung besteht.

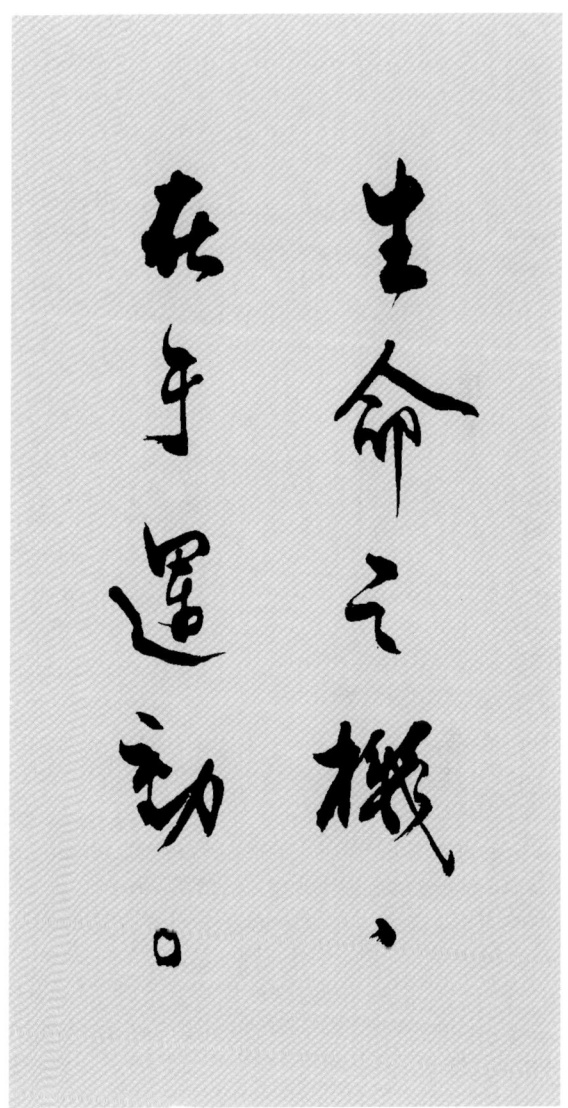

生命之機，

在乎運動。

KEIN DING IST IM UNIVERSUM,
WELCHES SICH NICHT BEWEGT

Vom ontologisch-philosophischen Standpunkt aus betrachtet, existieren, wandeln und entwickeln sich alle Dinge des Universums im Zustand der Bewegung, kein Ding ist unbewegt und unveränderlich. Der Grund, warum durch die Übungen des Qìgōng Yǎngshēng ein ausgezeichneter Zustand der Lebensvorgänge des menschlichen Körpers aufrechterhalten werden kann, liegt in ihrer Ganzheitlichkeit und dem stufenweisen Erreichen eines hohen Maßes an Harmonie.

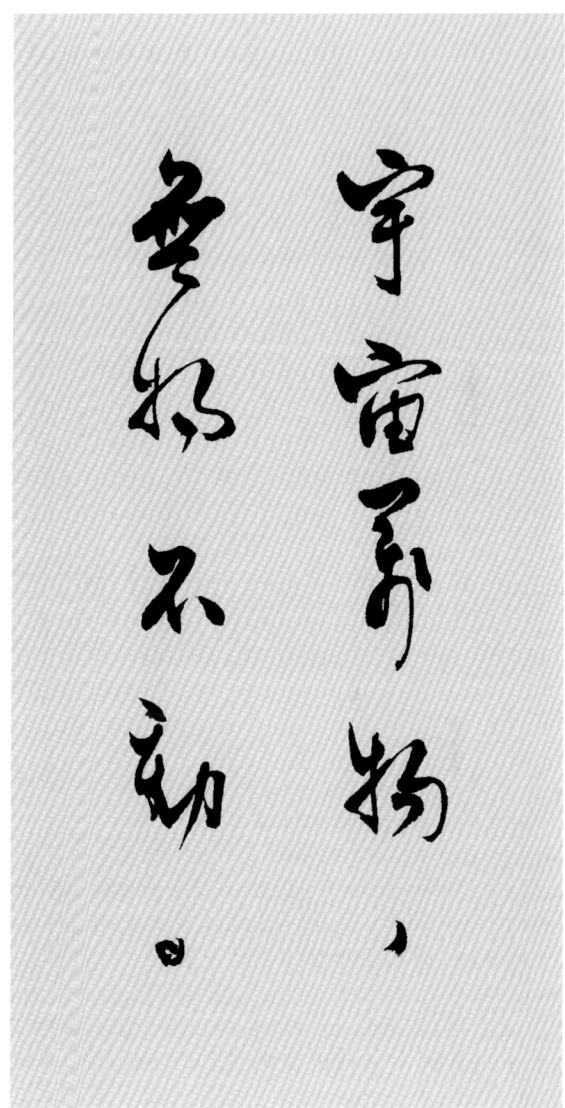

宇宙萬物，無物不動日

BEWEGUNG IST INNERE UND ÄUSSERE BEWEGUNG, RUHE BEDEUTET BEWEGUNG IN DER RUHE

Ein in Bewegung befindlicher Gegenstand bewegt sich im Zustand äußerer Bewegung; ein ruhender Gegenstand bewegt sich im Zustand äußerer Ruhe. In den „Aufzeichnungen über Gedanken und Fragen" (*Sīwènlù* 思問錄) des Qīng 清-zeitlichen Philosophen Wáng Chuán-shān 王船山 (auch Wáng Fūzhī 王夫之, 1619-1692) heißt es: „Ruhe bedeutet Bewegung in der Ruhe, nicht aber Bewegungslosigkeit". Bewegung ist etwas Absolutes, Ruhe ist zu begreifen als Bewegung im Zustand der Ruhe.

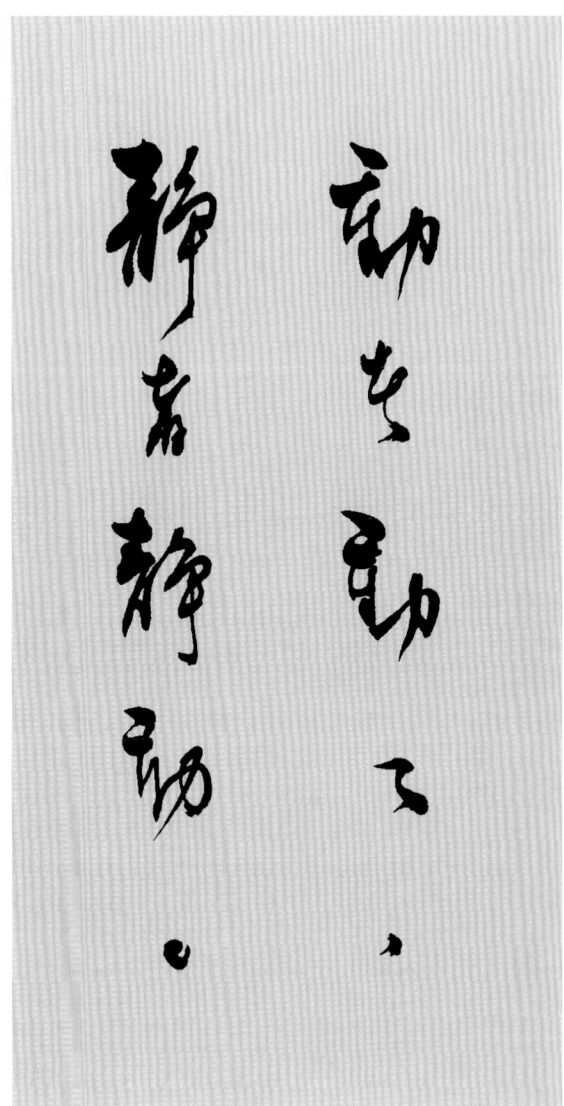

静者静动、動者動之。

57

YĪN UND YÁNG BEGRÜNDEN EINANDER, BEWEGUNG UND RUHE WIRKEN KOMPLEMENTÄR

Yīn und Yáng existieren nicht getrennt voneinander, sondern bilden jeweils die Grundlage des anderen. In der Theorie der Attribute des Yīn und Yáng ist die Bewegung dem Yáng, die Ruhe dem Yīn zugeordnet. Wie Yīn und Yáng, so begründen auch Ruhe und Bewegung einander und wirken komplementär. Diesem Prinzip entspricht die für die Übungen des Qìgōng Yǎngshēng gültige Anforderung, dass Ruhe und Bewegung im Einklang stehen sollen, d. h., kein Aspekt darf zugunsten des anderen vernachlässigt werden.

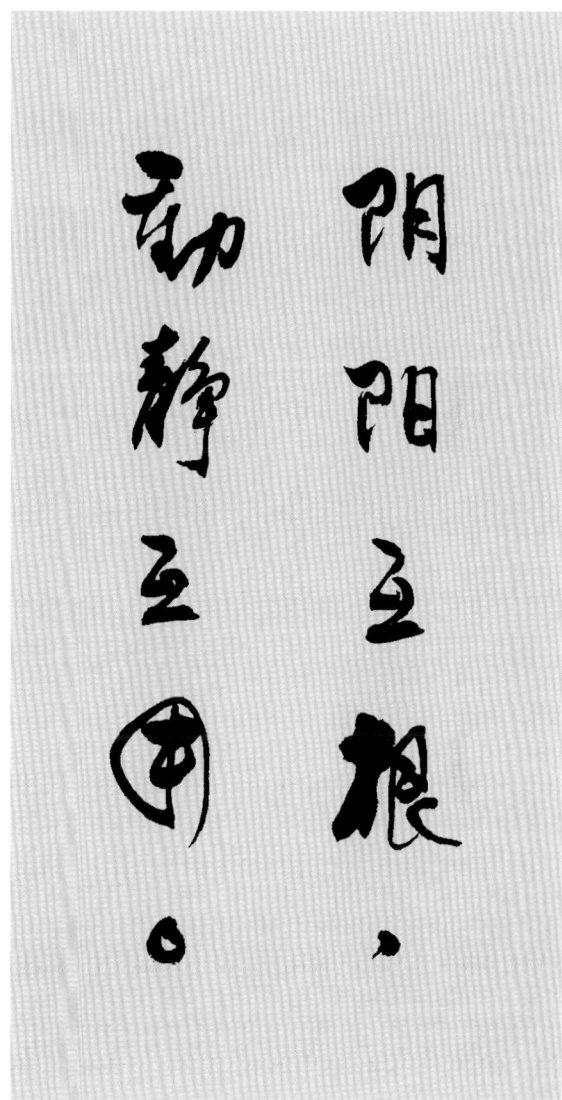

阴阳立根，
动静立圆。

58

IM YĪN IST YÁNG,
IM YÁNG IST YĪN VERBORGEN

Die Theorie, dass Yīn und Yáng sich gegenseitig begründen und so untrennbar voneinander sind, impliziert, dass
im Yīn Yáng und im Yáng auch Yīn enthalten ist. Yīn allein
kann nicht wachsen, Yáng allein kann nicht entstehen.
Auch die Praxis des Qìgōng Yǎngshēng gründet auf dieser Anschauung. Wenn z. B. der Geist konzentriert, das
Qì abgesenkt und im *dāntián* 丹田 gleichsam das Fundament begründet wird, geht das Kultivieren der Yīn-Essenz
(*yīnjīng* 陰精) einher mit der Entstehung des Yáng-Qì
(*yángqì* 陽氣).

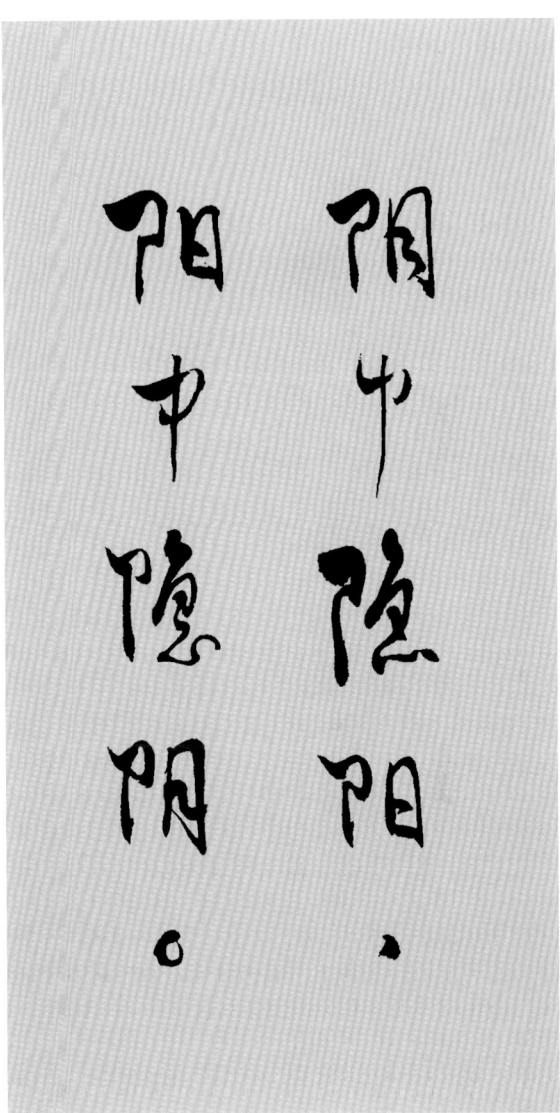

阳中隐阴。

阴中隐阳、

59

YĪN UND YÁNG AKTIVIEREN SICH GEGENSEITIG, SO ENTSTEHEN RUHE UND BEWEGUNG

Bewegung ist ein Attribut des Yáng, Ruhe ist dem Yīn zugeordnet. Durch gegenseitiges Aktivieren und komplementäres Wirken von Yīn und Yáng entstehen Ruhe und Bewegung. Die chinesischen Philosophen waren der Auffassung, dass die Bewegungen der Dinge aus ihnen selbst entsteht. So heißt es bei dem Sòng 宋-zeitlichen Neokonfuzianer Zhāng Zǎi 張載 (1020-1077): „Jede Bewegung hat notwendig eine Ursache, diese liegt nicht außerhalb der Dinge."

阴阳相召，
动静乃生。

60

DIE PRAXIS DES QÌGŌNG GRÜNDET IN
DER BEHERRSCHUNG VON YĪN UND YÁNG

Obgleich die Theorie des Qìgōng Yǎngshēng tiefgründig ist und es zahlreiche Übungsformen umfasst, basiert es doch auf der einen Grundlage, nämlich dass es gilt, den Wandel von Yīn und Yáng zu beherrschen und im Körper ein dynamisches Gleichgewicht von Yīn und Yáng zu bewahren. Da abnorme Veränderungen der physischen Funktionen, Entstehung und Entwicklung von Krankheiten sämtlich durch den Verlust der Ausgewogenheit von Yīn und Yáng herbeigeführt werden, bildet ihre Beherrschung die Grundlage aller Übungspraxis.

气功锻炼，本在阴阳。

61

SIND ZAHLREICH DIE METHODEN,
GIBT ES DOCH EIN DURCHGÄNGIGES PRINZIP

Es wird häufig von den „3600 Methoden" gesprochen, um ihre Vielzahl zu beschreiben. Wie gelingt es, angesichts dieser Fülle, die Besonderheiten, Vorzüge und Nachteile einer jeden Methode zu erfassen und zu unterscheiden? Hierzu muss man das ihnen allen Gemeinsame, ihr Grundprinzip erkennen. Es zeigt sich, dass es ein solches Grundprinzip gibt: der Wandel von Yīn und Yáng.

功治继承，

其理一焉。

62

WEISS MAN UM IHREN WESENSKERN,
SO LASSEN SIE SICH
IN EINEM SATZ ZUSAMMENFASSEN

Theorien und Methoden des Qìgōng entstammen den drei großen Lehren des Konfuzianismus, Daoismus und Buddhismus sowie verschiedenen philosophischen Schulen (Mohismus, Yīn-Yáng-Schule, Legalismus, Logiker, Eklektizisten, Politische Strategen, Agronomiker). Die Verschiedenheit der historischen Bedingungen und der Weltanschauungen bedingt eine große Anzahl von Methoden und voneinander abweichender Theorien. Nur wenn man ihren Wesenskern erkannt hat, kann man sie mit einem Satz zusammenfassen. Diesen Wesenskern und das sie einende Prinzip stellen die Theorie von Yīn und Yáng und die Übungsmethode von Ruhe und Bewegung dar.

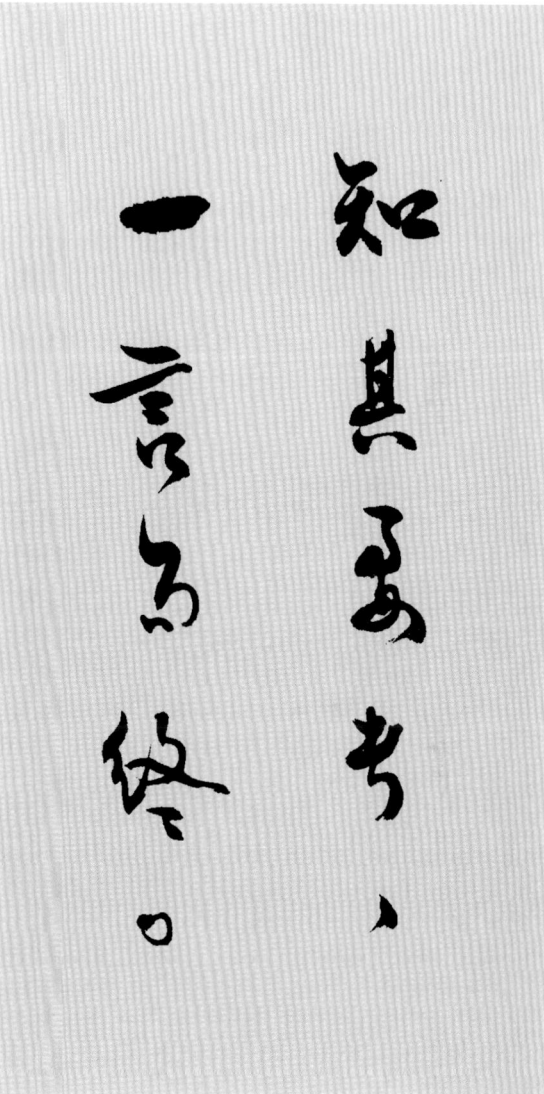

知其妄者、
一言而終日

63

ERKENNT MAN IHREN WESENSKERN NICHT, WIRD UNERMESSLICH DIE VERWIRRUNG SEIN

Gelingt es einem bei dieser Vielfalt von Methoden und Theorien nicht, die wesentlichen Punkte zu erfassen, so vermitteln sie ein dem Treibsand vergleichbares Bild. Je mehr darüber gesagt wird, je mehr man hört, liest und übt, desto größer wird die sich einstellende Verwirrung sein. Man wird das Wesentliche nicht erkennen, sich keine feste Meinung bilden und kaum ein Urteil über richtig und falsch abgeben können.

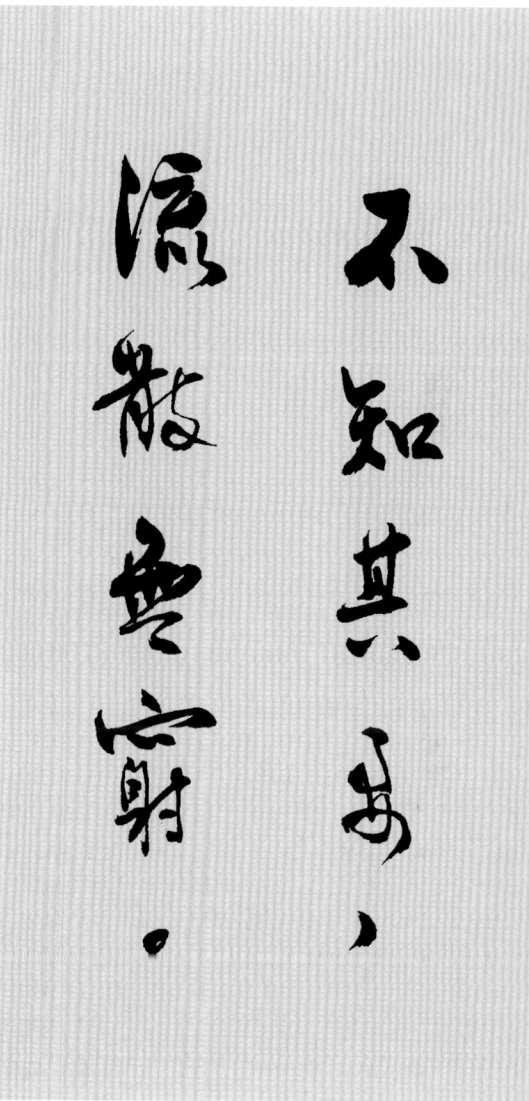

不知其所，
流散要窅。

64

ALS WÄRE MAN IN DICHTEN NEBEL GEHÜLLT, SO VERWIRREND SIND DIE ZAHLREICHEN THEORIEN

In großer Zahl existieren Meinungen und Theorien zum Qìgōng, es bietet sich ein chaotisches, verwirrendes und widersprüchliches Bild. Natürlich findet sich darunter Wahres und Falsches, „Grobes" und auch „Feines". Von einigen Leuten und in manchen Büchern wird das Qìgōng in bizarrer und phantastischer Weise dargestellt, so dass der Leser meint, gleichsam in Wolken- und Nebeldunst einzutauchen. Nicht nur bleibt es aus, dass solche Behauptungen, wie Wind und Regen herbeizaubern oder das Verbrechen an einem Ort zum Verschwinden bringen zu können, bezweifelt werden, sie werden sogar nahezu wie Offenbarungen verehrt.

衣記伤伝、
乃陛需勞中。

65

WUNDERSAME REDEN
UND ABSTRUSE THEORIEN
STIFTEN VERWIRRUNG BEI DEN MENSCHEN

Zahlreich sind wundersame Reden und abstruse Theorien in der Welt des Qìgōng. So finden sich jene, die abergläubische Ideen verbreiten, und jene, die die Wissenschaft als Aushängeschild benutzen, unter dem Banner der Medizintheorie oder auch der Dialektik und des Materialismus daherkommen und mit schönklingenden, scheinbar vernünftigen Reden die Menschen derart irreführen, dass sie wahr und falsch nicht mehr zu unterscheiden wissen. Nur eine wissenschaftliche Betrachtungsweise kann vor Verirrung bewahren.

奇談怪論，亂人視聽。

66

SUCHT MAN NACH DEN WURZELN:
IN YĪN UND YÁNG SIND SIE ZU FINDEN

Verfolgt man den Ursprung des Qìgōng Yǎngshēng und sucht nach seinen Wurzeln, so wird man diese in der Theorie von Yīn und Yáng finden. Yīn und Yáng sind Quelle der Entstehung, Evolution und Entwicklung aller Dinge des Universums, so auch der Ursprung der Entstehung und Entwicklung des menschlichen Lebens. Im Kapitel *Yīnyáng yìngxiàng dàlùn* 陰陽映相大論 („Große Abhandlung über die Erscheinungen, die mit den Yīn- und Yáng-Kategorien assoziiert sind") aus dem *Huángdì nèijīng sùwèn* 黃帝内經素問 („Reine Fragen aus des Gelben Kaisers Klassiker des Inneren") heißt es. „Yīn und Yáng bilden die Wurzel des Lebens." Yīn und Yáng sind daher auch als der Ursprung des Qìgōng Yǎngshēng anzusehen.

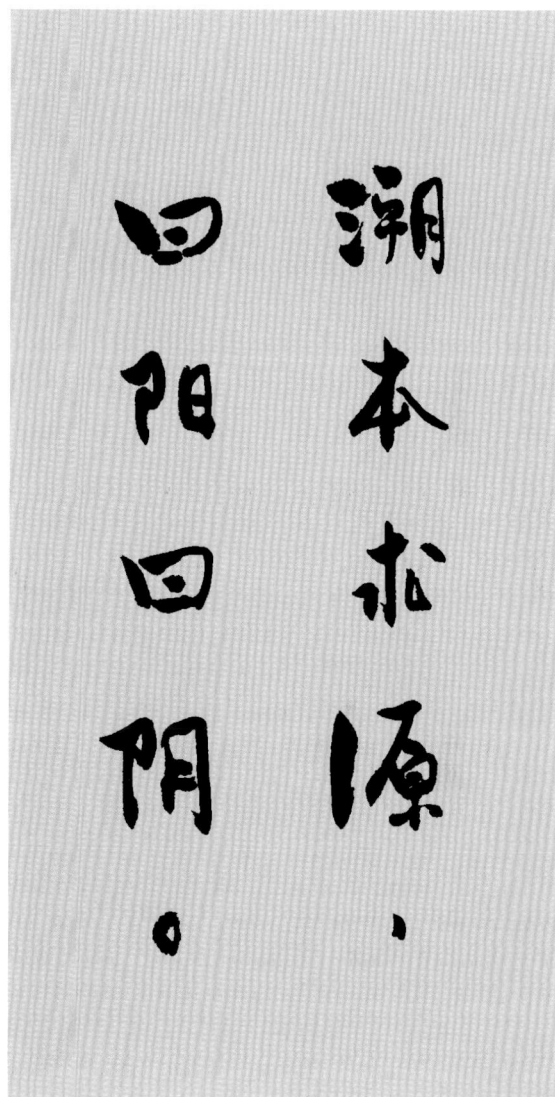

溯本求源，日阳日阴田阳阴。

YĪN UND YÁNG BILDEN GEGENSÄTZE,
IN IHRER POLARITÄT ERGÄNZEN SIE SICH

Die Attribute von Yīn und Yáng bilden eine Einheit der Gegensätze. Der Himmel ist Yáng, die Erde Yīn. Männlich, Bewegung, Steigen sind Yáng, weiblich, Ruhe und Sinken sind Yīn. Ohne den Himmel gibt es keine Erde, ohne männlich kein weiblich, ohne Bewegung keine Ruhe und ohne Steigen kein Sinken. Darum heißt es: Yīn und Yáng bilden sich ergänzende Pole.

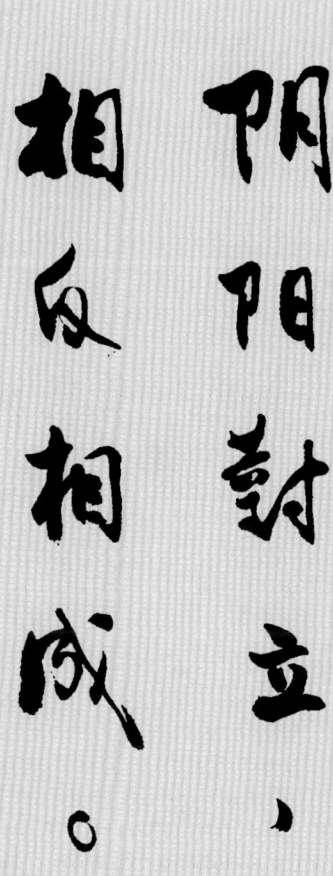

阴阳对立、相反相成。

68

YĪN ALLEIN BEWIRKT KEIN WACHSTUM, YÁNG ALLEIN BEWIRKT KEIN ENTSTEHEN

Das Verhältnis von Yīn und Yáng ist das der funktionalen Komplementarität. Nicht voneinander trennbar, bildet jeweils das eine die Grundlage des anderen. In Bezug auf Qì und Form sagt das 5. Kapitel des *Huángdì nèijīng sùwèn* 黃帝內經素問 („Reine Fragen aus des Gelben Kaisers Klassiker des Inneren"): „Yáng wandelt Qì um, Yīn bildet die Form." Fehlte also dem menschlichen Körper das Yáng, könnte er das Qì nicht umwandeln; fehlte ihm das Yīn, so vermöchte er sich nicht zu strukturieren. Deshalb heißt es: Yīn allein bewirkt kein Wachstum, Yáng allein bewirkt kein Entstehen.

孤阳不生，
独阴不生。

69

YĪN UND YÁNG, RUHE UND BEWEGUNG
SIND DIE GRUNDLAGE DES ÜBENS

Gibt es im Qìgōng auch eine Vielzahl von Übungsformen, so lassen sich doch alle unter zwei große Kategorien fassen, nämlich Übungen-in-Bewegung (*dònggōng* 動功) und Übungen-in-Ruhe (*jìnggōng* 靜功). Die Grundlage aller Theorien des Qìgōng Yǎngshēng bildet die Lehre von Yīn und Yáng. Yīn und Yáng, Ruhe und Bewegung stellen zum einen die grundlegendste Übungsanforderung jeder Methode dar, zum anderen sind es auch die grundlegendsten theoretischen Prinzipien. So gilt zum Beispiel für das Üben, dass Yīn die Grundlage bildet von Yáng und durch Yáng Yīn seine Funktion entfaltet.

阴阳动静、

陈功之本。

70

BEWEGUNG IST DEM YÁNG ZUGEORDNET
UND RUHE DEM YĪN

Entsprechend der Theorie über die Attribute von Yīn und Yáng werden alle Phänomene der Bewegung dem Yáng, alle Phänomene der Ruhe dem Yīn zugeordnet. Diese Zuordnung ist die grundlegende Regel aller Wandlungen des Yīn und Yáng. Sie hat Gültigkeit für die Entstehung aller Dinge des Universums, die Lebensvorgänge des Menschen sowie auch für die Übungspraxis und die theoretischen Darlegungen des Qìgōng Yǎngshēng.

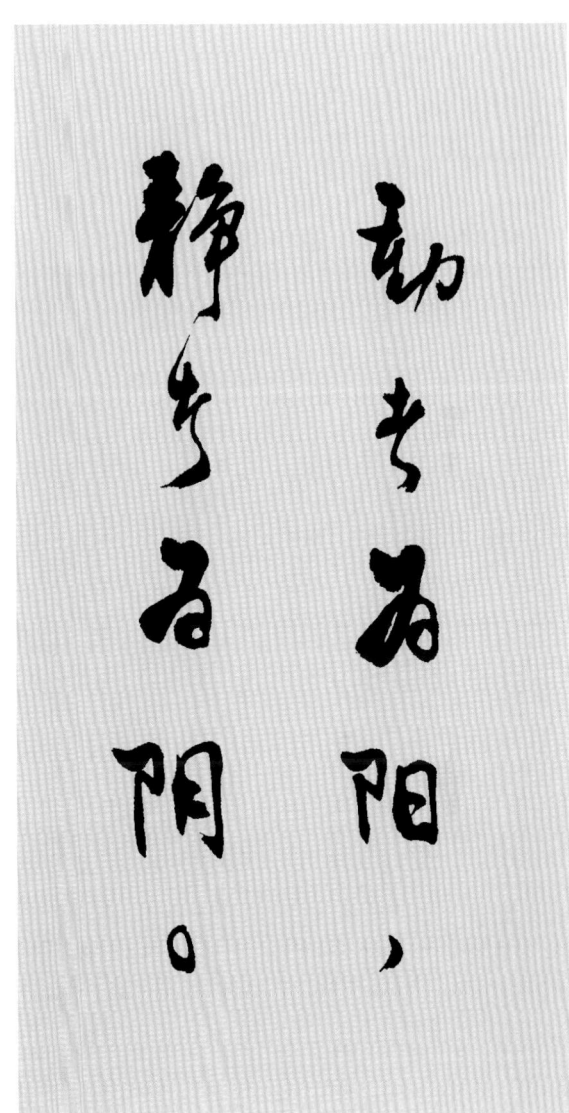

动专者阳、
静专者阴。

71

ES GIBT REGELN FÜR DIE ÜBUNGEN-IN-RUHE UND KERNPUNKTE, DIE ES ZU BEACHTEN GILT BEI DEN ÜBUNGEN-IN-BEWEGUNG

Die Übungsmethoden des Qìgōng Yǎngshēng stellen eine durch spezifische Besonderheiten charakterisierte Form der Bewegung dar, die der Gesunderhaltung und der Heilung von Krankheiten dient. Für die Praxis jeder der beiden Methoden, der Übungen-in-Ruhe und der Übungen-in-Bewegung, gibt es bestimmte Regeln und Kernpunkte. Nur wenn man die Übungen entsprechend korrekt praktiziert, lassen sich die ihnen gemäßen Resultate erzielen.

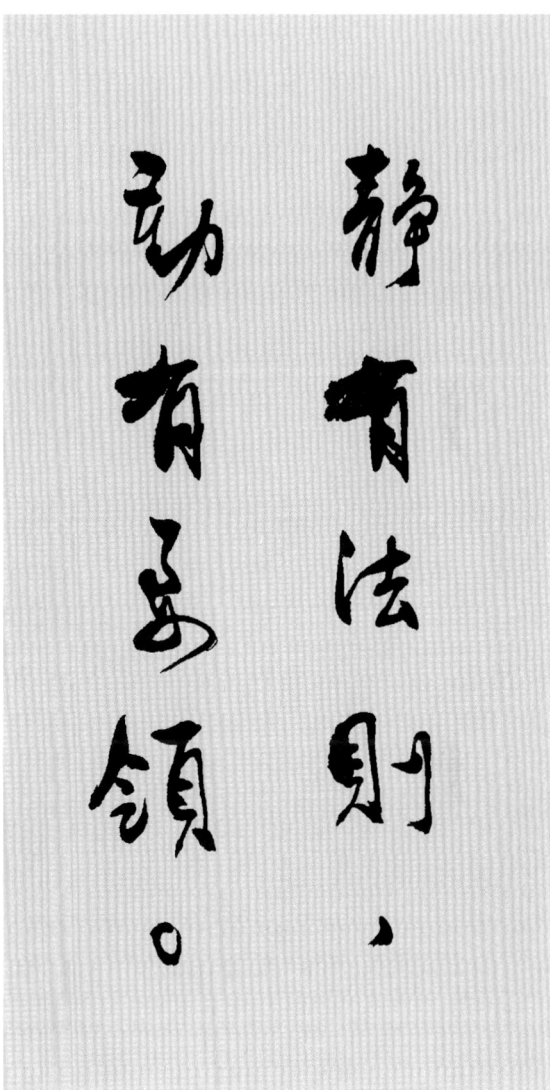

静有法則，
動有要領。

EINFACHHEIT ZEICHNET DIE HALTUNGEN AUS, DOCH TIEFGRÜNDIG SIND DIE IHNEN ZUGRUNDELIEGENDEN PRINZIPIEN

Sind in den Übungsformen des Qìgōng Yǎngshēng die Anforderungen an die Körperhaltung auch relativ einfach, so sind doch die ihnen zugrundeliegenden Prinzipien tiefgründig. Erst wenn man von diesen Prinzipien her den Sinn der gestellten Anforderungen richtig verstanden und auch ein wenig Übungsfertigkeit erworben hat, wird man den Übungen großes Interesse entgegenbringen. Andernfalls können sie als eintönig und fade empfunden werden.

游势纵简、

其犯不深。

73

DURCH DIE KRAFT DER IMAGINATION
ERSCHEINT VORGESTELLTES
GLEICHSAM REAL

Eines der „5 Elemente der Übungspraxis" bezieht sich auf eine spezielle Methode zur Übung des geistigen Zustandes. Im Qìgōng als das „Bewahren der Vorstellungskraft" (*yìshǒu* 意守) bezeichnet, handelt es sich hierbei um eine relative Konzentration der Aufmerksamkeit. Die Imagination stellt eine Methode des *yìshǒu* dar. So sind ja bei der Übung „Zerteile die Wolken, trage den Mond" weder Wolken noch der Mond konkret vorhanden, doch sind sie in der Vorstellung gegenwärtig.

假借之力，雖無若有。

74

SZENEN UND BILDER TAUCHEN WIEDER AUF, SIND SIE AUCH EINE ILLUSION, SO ERSCHEINEN SIE DOCH WIRKLICH

Im besonderen Zustand, z.B. dem der Ruhe und Ent-spannung, können im Bewusstsein des Übenden Szenen wieder auftauchen – Berge, Flüsse, Wolkenmeer, Ster-nenhimmel – die Wohlgefühl, Gleichmut und Ruhe aus-lösen. Sind zu diesem Zeitpunkt zwar diese Szenen nicht tatsächlich existent, stellen sie doch ein Wiedererschei-nen früherer Wahrnehmungen (Gehörtes, Gesehenes, Erlebtes, Gelesenes) dar, und obgleich es sich dabei um Illusionen handelt, scheinen sie doch wirklich zu sein.

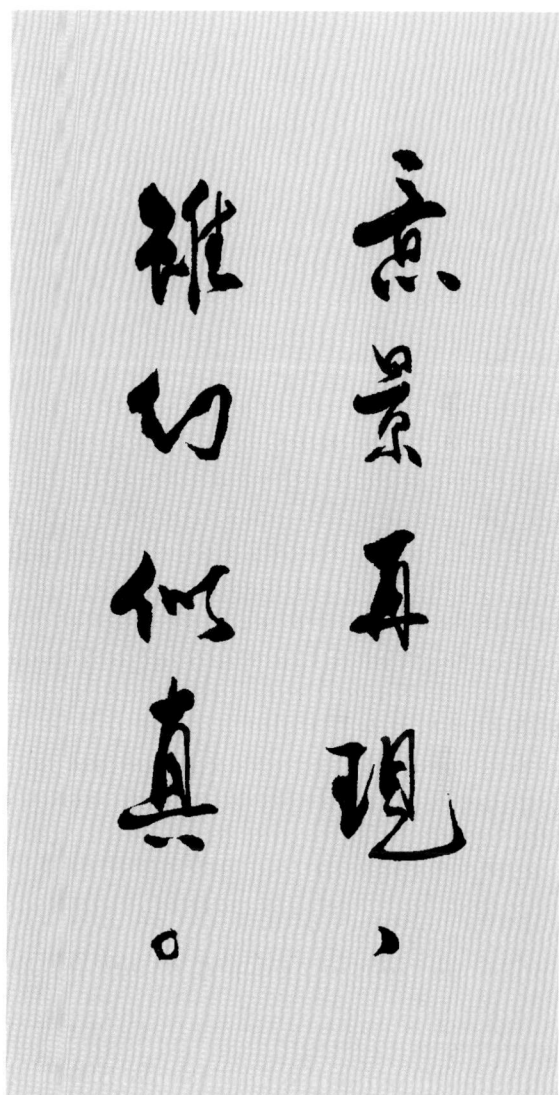

京景再現、

雜幻似真。

75

AUS DEM NATÜRLICHEN DASEIN DER DINGE
LEITET SICH DAS BEWUSSTSEIN
DES MENSCHEN HER

Die Dinge des Universums, Berge, Flüsse, die Erde, der Himmel, Sterne, bilden in ihrem natürlichen Dasein die Objektwelt. Erkenntnis dieser Dinge entsteht durch ihre Abbildung im Bewusstsein des Menschen, sie lässt sich begreifen als die Widerspiegelung der Objektwelt in der Subjektwelt. Die geistigen Aktivitäten des Menschen gründen auf einer aktiven Ableitung aus der materiellen Welt.

物本自在，

神乃派生。

159

76

DURCH EIN SICH ERGÄNZENDES WIRKEN VON KÖRPER UND GEIST ERST ENTSTEHEN AKTIVE BEWEGUNGEN

Die Beziehung zwischen Geist (*shén* 神) und Körper (*xíng* 形, Form) bildet eines der wichtigen Themen nicht nur der chinesischen Philosophie, sondern auch der Chinesischen Medizin und des Qìgōng. Der Philosoph Fàn Zhěn 范缜 (ca. 450-ca. 510) äußerte sich in seiner „Abhandlung über das Verlöschen des Geistes" (*Shénmiè lùn* 神滅論) dazu folgendermaßen: „Existiert der Körper, so existiert auch der Geist; vergeht der Körper, so erlischt auch der Geist." Damit ist gesagt, dass Körper und Geist nicht voneinander getrennt werden können. Beide sind in ihrer Wirkung voneinander abhängig, und so ist nur die vom Geist kontrollierte Bewegung eine aktive Bewegung.

神形互用，是为主动。

77

DER KÖRPER FOLGT DEN WANDLUNGEN DER VORSTELLUNGSKRAFT, DAS BEWUSSTSEIN ENTSTEHT DURCH FORMHAFTES

Bei den Übungen des Qìgōng Yǎngshēng folgen die Veränderungen der äußerlichen Bewegungen den Wandlungen der Vorstellungskraft, d.h., sie finden unter der Kontrolle des Bewusstseins statt. Das Bewusstsein als eine Funktion des menschlichen Gehirns leitet seine Entstehung von den konkreten Dingen der Objektwelt her und basiert auf diesen.

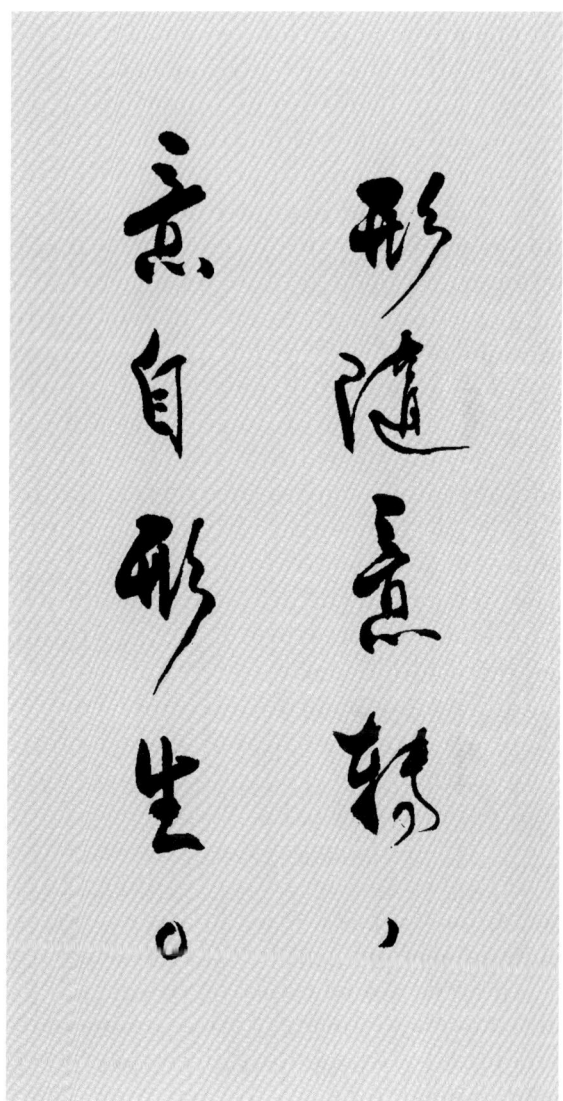

形随意转，
意自形生。

GEIST UND BEWUSSTSEIN SIND DER HERRSCHER, DER KÖRPER FOLGT SEINEN BEFEHLEN

Wurde bezüglich des Verhältnisses von körperlicher Bewegung und Funktion der Vorstellungskraft bereits festgestellt, dass das Bewusstsein die Spiegelung der Objektwelt im Gehirn darstellt, so gilt es hinzuzufügen, dass das Bewusstsein aktiv auf die Objektwelt einwirkt und so auch auf die physiologischen Funktionen des Körpers eine Rückwirkung auszuüben vermag. Die äußeren Bewegungen gehorchen den Befehlen von Geist und Bewusstsein als dem „Herrscher".

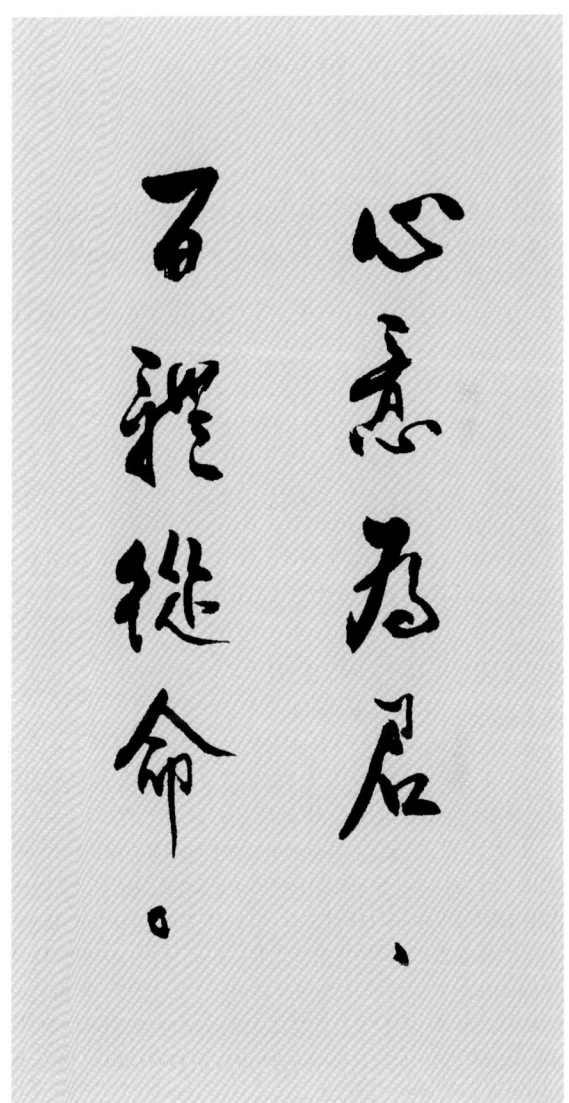

心恋為君、
召襢継命。

IN DER RUHE IST BEWEGUNG,
IN DER BEWEGUNG
STREBT MAN NACH RUHE

Nach methodischem und theoretischem Verständnis der Beziehung zwischen Ruhe und Bewegung im Qìgōng Yǎngshēng sind diese nicht als voneinander Getrenntes zu begreifen. Bei dem Philosophen Wáng Chuánshān 王船山 (auch Wáng Fūzhī 王夫之, 1619-1692) heißt es: „Bewegung kommt zur Ruhe, Ruhe kehrt zur Bewegung zurück. In der Ruhe ist Bewegung vorhanden, Bewegung trennt sich nicht von Ruhe." So gilt es in der Praxis der Übungen-in-Ruhe die Anforderung „in der Ruhe ist Bewegung", bei den Übungen-in-Bewegung die Anforderung „in der Bewegung nach Ruhe streben" zu erfüllen.

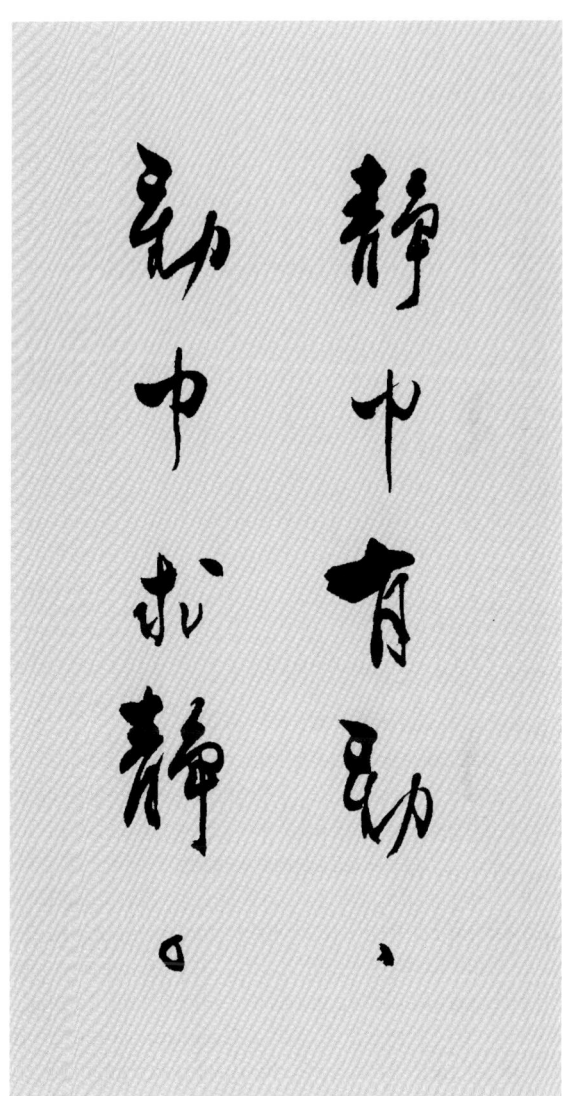

静中有动、
动中求静。

80

DER RUHE UND ENTSPANNUNG FOLGT BEWEGUNG, DER GEIST IST KLAR, DAS BEWUSSTSEIN IN RUHE

Dieser und die nachfolgenden Verse (Vers 80 bis 102) behandeln im wesentlichen einige Anforderungen und Prinzipien des *yòufāgōng* 誘發功 (Methode der induzierten Bewegung). Zu Beginn des Übens gilt es natürlich, im *dāntián* 丹田 ein Fundament zu schaffen. Wenn sich dann im Zustand der geistigen Ruhe und der körperlichen Entspannung natürliche, feine Bewegungstendenzen zeigen, soll der Übende diesen kontrollierend folgen und sie in den Bewegungen zum Ausdruck bringen. Dabei gilt es den Zustand von Ruhe und Wachheit zugleich zu vertiefen.

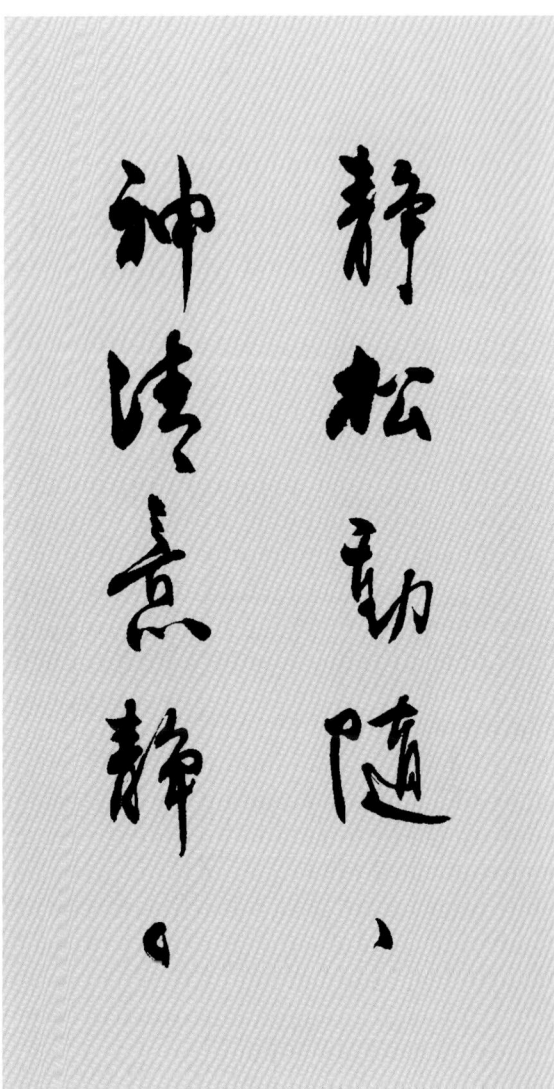

静松动随、
神清意静。

IN DER INNEREN RUHE ENTSTEHT ÄUSSERE BEWEGUNG, DIESE SEI ABER NICHT ZU HEFTIG

Tritt der aktive Geist in einen Zustand relativer Ruhe und zeigen sich dann an Rumpf und Extremitäten äußere Bewegungen, sollte der Übende eine angemessene und natürliche Kontrolle über sie ausüben. Natürlich bedeutet, dass diese Kontrolle nicht der Natürlichkeit zuwiderlaufen darf. Angemessen besagt, dass die äußeren Bewegungen nicht übermäßig heftig werden sollten.

内静外动

动句过植。

82

GEHE DEN BEWEGUNGEN DES KÖRPERS NACH,
FOLGE DEN INNEREN TENDENZEN
IN DER BEWEGUNG

Bewegung bezieht sich auf die äußere Bewegung des Körpers. Dieser gilt es zu folgen, d. h., sich ihr nicht zu widersetzen. *Shùnshì* 順勢 bedeutet, den während des Übens innerlich auftretenden Tendenzen der Qì-Bewegung zu folgen und in der äußeren Bewegung zum Ausdruck zu bringen. Diese stellt so die äußerlich sichtbare Manifestation der inneren *qìxī* 氣息-Bewegung dar. Im Zustand der Ruhe entspricht die äußere der inneren Bewegung, sie sind gleichsam eins.

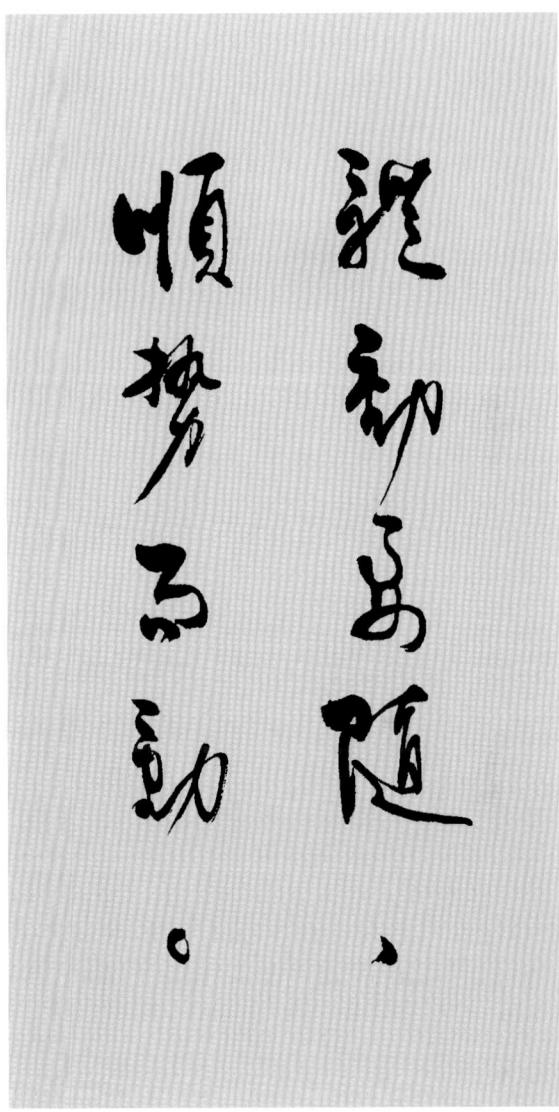

龍却而随

顺势而动。

83

FOLGEN UND AUCH KONTROLLIEREN, DOCH DIE KONTROLLE NICHT GEWALTSAM AUSÜBEN

Im vorangehenden Vers wurde der Aspekt des Folgens, d.h. in der Bewegung den inneren Tendenzen folgen, betont. In diesem Zustand kommt es jedoch bei nahezu jedem Übenden dazu, dass seine Aufmerksamkeit ganz auf die äußere Bewegung gelenkt wird, wodurch unwillkürlich die Tendenz zur Bewegung verstärkt wird. Deshalb muss notwendig die Kontrolle Beachtung finden, die aber nicht eine gewaltsame sein darf.

随而又管，
管勿强行。

84

FOLGEN BEDEUTET NICHT DAS FEHLEN VON KONTROLLE UND GEWISS NICHT UNBEHERRSCHTHEIT

In diesem Vers wird erneut das Verhältnis des Folgens und der Kontrolle betont, da nahezu alle Übenden beides voneinander trennen. Entweder folgt der Übende den Tendenzen unkontrolliert, oder die Kontrolle verhindert das Folgen. Nur schwer gelingt es, beides gut zu einer Einheit zu bringen. Darum sei nochmals hervorgehoben: Folgen bedeutet mitnichten das Fehlen jeglicher Kontrolle, die äußere Bewegung darf keinesfalls unbeherrscht sein.

随作不管，
切勿放縱。

177

85

BEWEGUNG UND RUHE
BEGRÜNDEN EINANDER,
DIE BEWEGUNG KEHRT ZUR RUHE ZURÜCK

Ruhe und Bewegung bilden jeweils die Grundlage von-einander (s. Vers 79). Beim *yòufāgōng* 誘發功 („Metho-de der induzierten Bewegung") geschieht die äußere Bewegung im Zustand geistiger Ruhe und körperlicher Entspannung, dabei basiert sie auf einer inneren Ursa-che (z.B. Qì-Bewegung, physiologische und pathologi-sche Gegebenheiten) und hat eine äußere Ursache (z.B. Übungsanforderungen, Unterweisung durch den Lehrer, Übungsumgebung) zur Voraussetzung. Wenn die äußere Bewegung ein bestimmtes Ausmaß erreicht hat, geht sie in eine äußere Ruhe über.

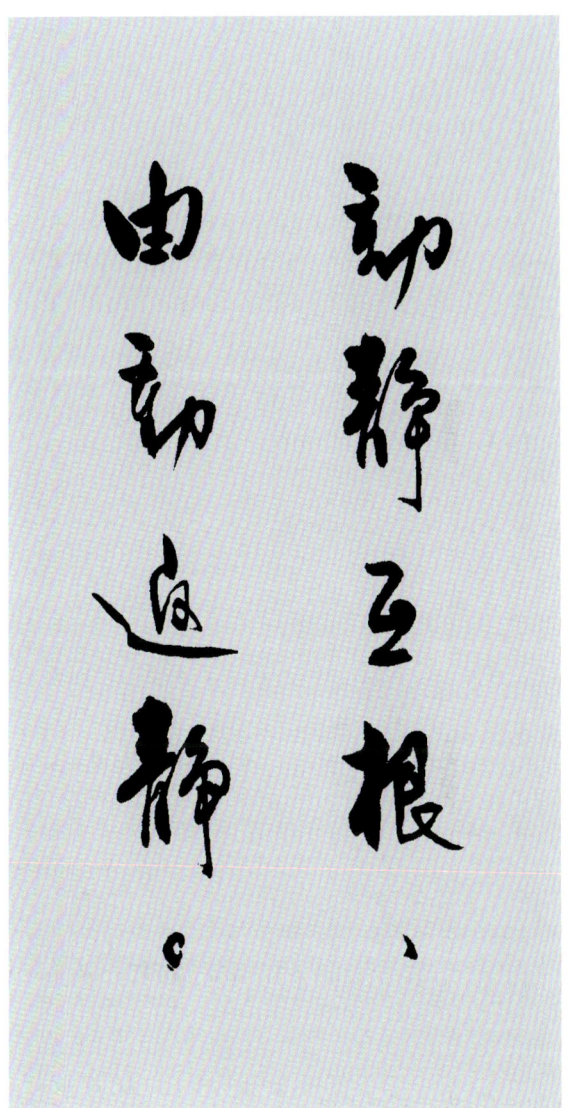

动静互根、

由动返静。

ÄUSSERE RUHE UND INNERE BEWEGUNG, IN DIESEM ZUSTAND HERRSCHT DIE INNERE QÌXĪ-BEWEGUNG VOR

Ist die äußere Bewegung in eine äußere Ruhe übergegangen, erscheint der Körper äußerlich unbewegt, doch hat sich in diesem Zustand die Form der Bewegung in eine wesentlich innere gewandelt. Diese innere Bewegung ist sehr fein und durchdringend. Auch das *qìxī* 氣息 zeigt nun wesentlich eine innere Bewegung.

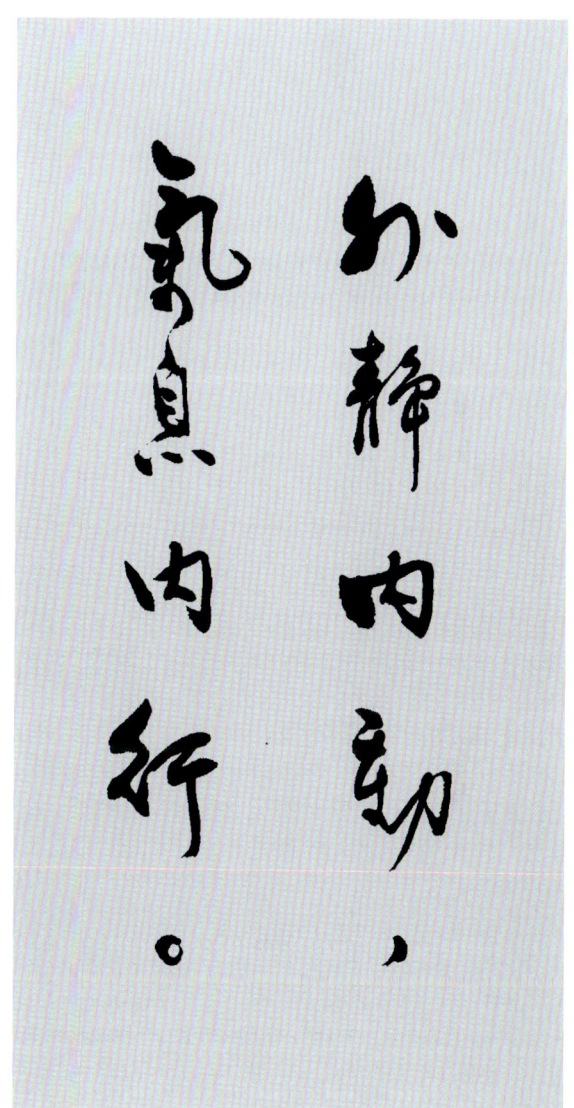

か静内勁、

氣息内行。

87

FEIN SIND DIE BEWEGUNGEN,
DAS QÌ FLIESST ENTLANG DEN LEITBAHNEN

Zu diesem Zeitpunkt hat sich die Bewegung zu einer inneren gewandelt. Vielfältig sind die Zustände und Empfindungen bei der inneren Bewegung. Mal gleicht sie dem Fließen warmen Wassers, mal dem Schmelzen des Eises im Frühling. So spricht man von ihr als einer besonders feinen und durchdringenden Bewegung. Die Bewegung des *qìxī* 氣息 verläuft entlang den Leitbahnen.

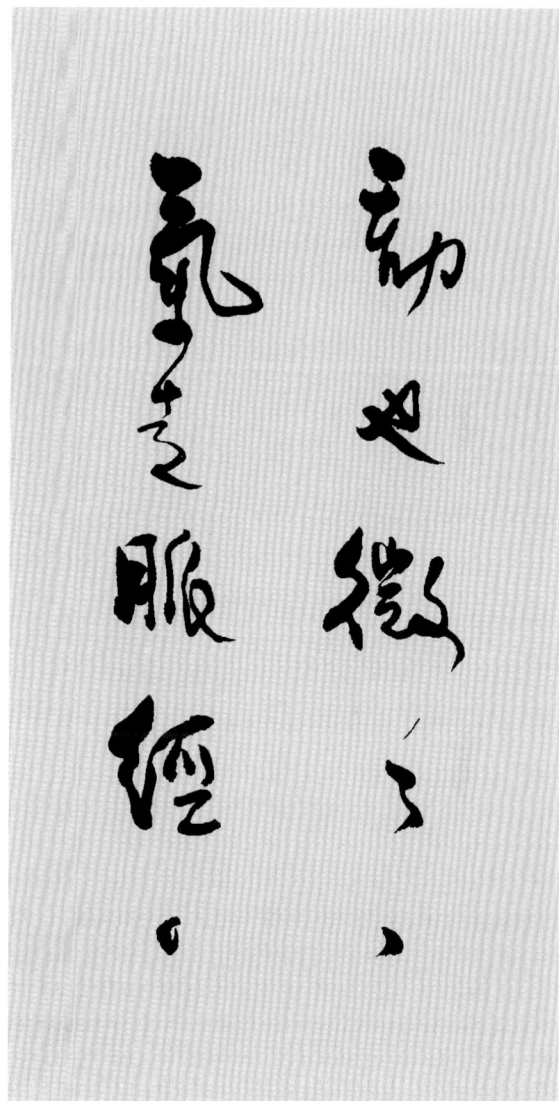

動也微丶丶氣之服經丶

WASSER UND FEUER ERGÄNZEN EINANDER, DIE FÜNF ZÀNG SIND IN HARMONIE

Sind bestimmte Voraussetzungen gegeben (z. B. in Bezug auf den Zustand von Essenz *jīng* 精, Qì 氣 und Geist *shén* 神), werden zudem die Übungen in der richtigen Weise praktiziert, so kann die oben beschriebene innere Bewegung einen Zustand herbeiführen, der sich beschreiben lässt als „Wasser und Feuer ergänzen einander, die fünf *zàng* 臟 sind in Harmonie". Wasser und Feuer sind Yīn und Yáng, die einander ergänzend wirken. Bei angemessener Beherrschung dieses Verlaufs zeigt sich in den *zàng*- und *fŭ* 腑-Funktionskreisen harmonische Ausgewogenheit.

水火既济，

五臟氣亂。

WIE VON REGEN, NEBEL UND TAU WERDEN ALLE TEILE DES KÖRPERS DURCHFEUCHTET

Das *yīnyūnqì* 氤氲氣 („erzeugendes Qì") ist jenes Qì, von dem alle Dinge, so auch der Mensch, in ihrer Entstehung und in ihrem Wachstum abhängen. Die Bewegungen dieses Qì, in ihrer Feinheit und durchdringenden Kraft vergleichbar dem Tau, dem Regen und Nebel, die alle Dinge nähren und erhalten, durchfeuchten gleichsam die fünf *zàng* 臟- und sechs *fǔ* 腑-Funktionskreise, die Gliedmaßen und alle anderen Körperteile. Diese Bedeutung kommt im folgenden, von Qìgōng-Meistern formulierten Satz zum Ausdruck: „Im Körper ist kein Feuer, doch werden die fünf *zàng* gewärmt; im Körper ist keine Wasser, doch werden alle sein Teile befeuchtet".

如雨露霑濡，石礫皆潤。

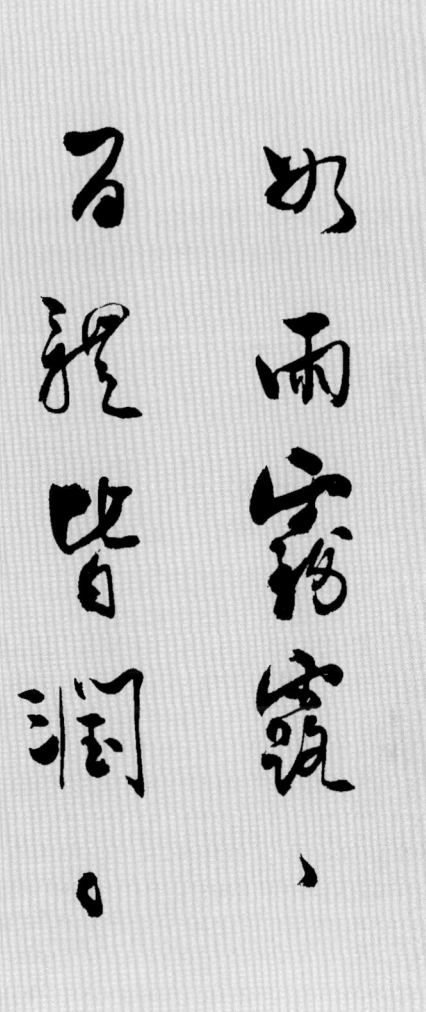

187

90

LEICHT UND FEIN GESCHIEHT DAS AUSWERFEN UND ASSIMILIEREN, DAS QÌ WIRD GELEITET UND ZUR HARMONIE GEFÜHRT

Unter der Voraussetzung der Natürlichkeit ist die Atmung des Übenden in diesem Zustand weich, fein, langsam und tief. Von Qìgōng-Meistern wird dies so beschrieben: „Fein und leicht ist das Auswerfen des Qì, stetig wird neues Qì assimiliert: Ein- und ausatmen, assimilieren und auswerfen geschehen kaum wahrnehmbar." Durch diese Form der Atmung wird das *qìxī* 氣息 zur Harmonie geführt.

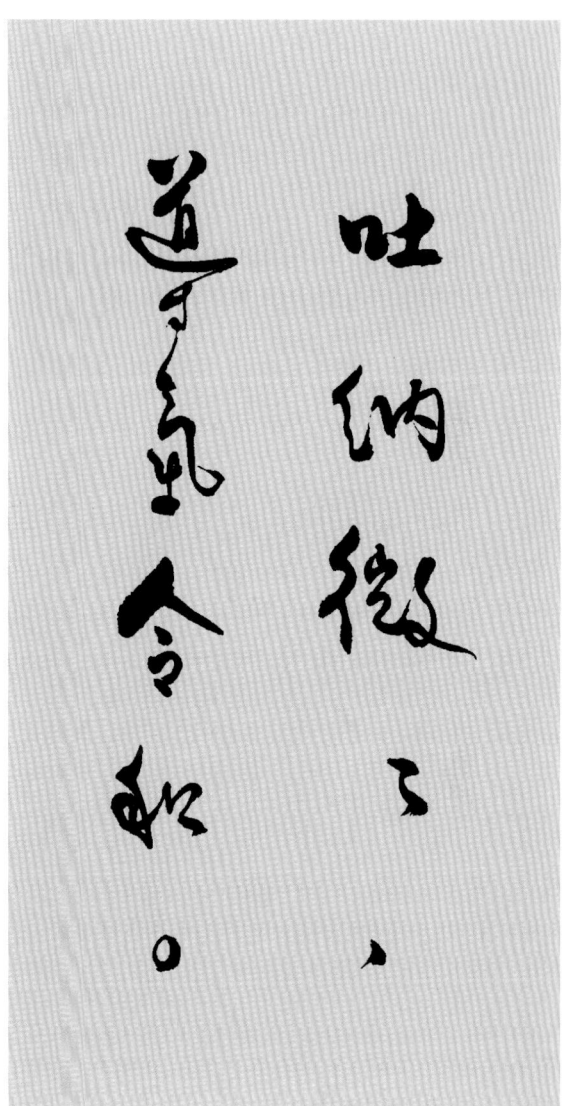

吐納微而

導气令和。

91

STETIG SEIEN DIE BEWEGUNGEN,
SO WERDEN ALLE TEILE DES KÖRPERS
WEICH UND GESCHMEIDIG

Dieser Vers beinhaltet die Forderung nach Harmonie der äußeren Bewegungen. Sind beim *yòufāgōng* 誘發功 die Voraussetzungen der Natürlichkeit und der Selbstkontrolle durch das Bewusstsein gegeben, so gilt für die äußere Bewegung, dass sie weich und harmonisch, stetig und voller Kraft sein soll, um so zu erreichen, dass die Gliedmaßen weich und geschmeidig, Sehnen und Muskeln von Kraft erfüllt sind.

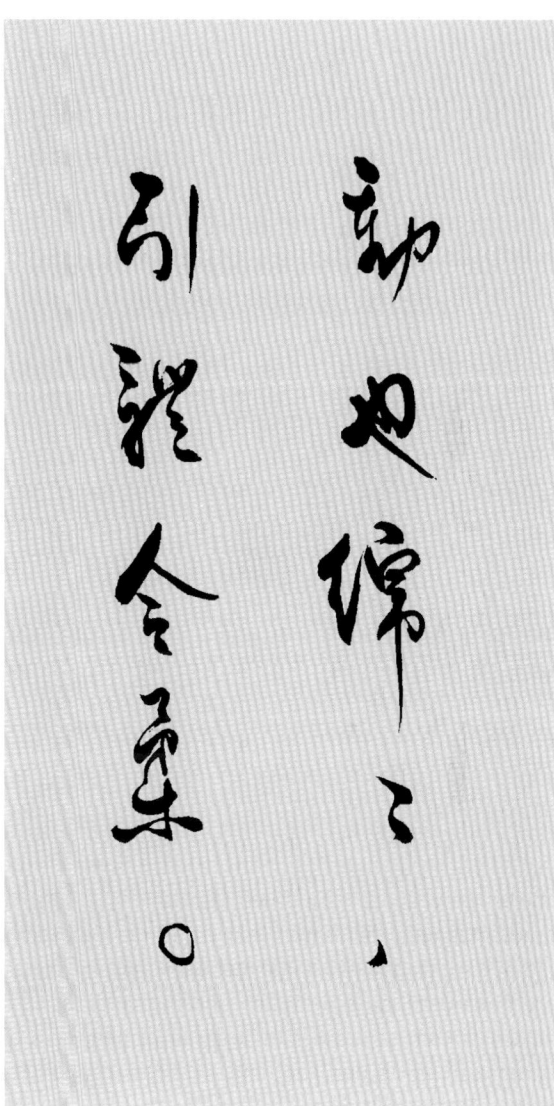

動也縮之、
引體令柔。

92

DIE LEITBAHNEN WERDEN FREI UND DURCHLÄSSIG, DAS QÌ BEFEHLIGT DIE BEWEGUNGEN DES BLUTES

Die äußere Bewegung dient wesentlich der Stärkung und Regenerierung von Sehnen, Muskeln und Knochen. Die Bewegungen des inneren Qì sollen die Leitbahnen, die Verbindungswege des Körpers, durch die Qì und Blut fließen, öffnen und durchgängig machen. Die chinesische Medizin ist der Auffassung, dass die Lebensvorgänge des Menschen abhängig sind vom Wahren Qì (*zhēnqì* 真氣). Das Qì der Leitbahnen (*jīngluòqì* 經絡氣) ist es, das den Fluss des Blutes befehligt.

通调经络、

气帅血行。

93

DIE KÖRPERHALTUNGEN WANDELN SICH STÄNDIG, ÄUSSERE BEWEGUNG UND VOR-STELLUNGSKRAFT WIRKEN KOMPLEMENTÄR

Während der *yòufāgōng* 誘發功-Übung sind die Körper-haltungen in einem stetigen Wandel begriffen, ein Sach-verhalt, der bei zahlreichen Übenden ein Gefühl geheim-nisvoller Unergründbarkeit hervorruft. Tatsächlich sind die äußeren Bewegungen des *yòufāgōng* in keiner Weise geheimnisvoll, denn obgleich es keine festen Formen der Bewegung gibt, wohnt ihr doch eine eigene Gesetzmä-ßigkeit inne. Sie stellt eine auf inneren und äußeren Ursa-chen beruhende Bewegung dar, bei der äußere Form und Vorstellung (Bewusstsein) komplementär wirken.

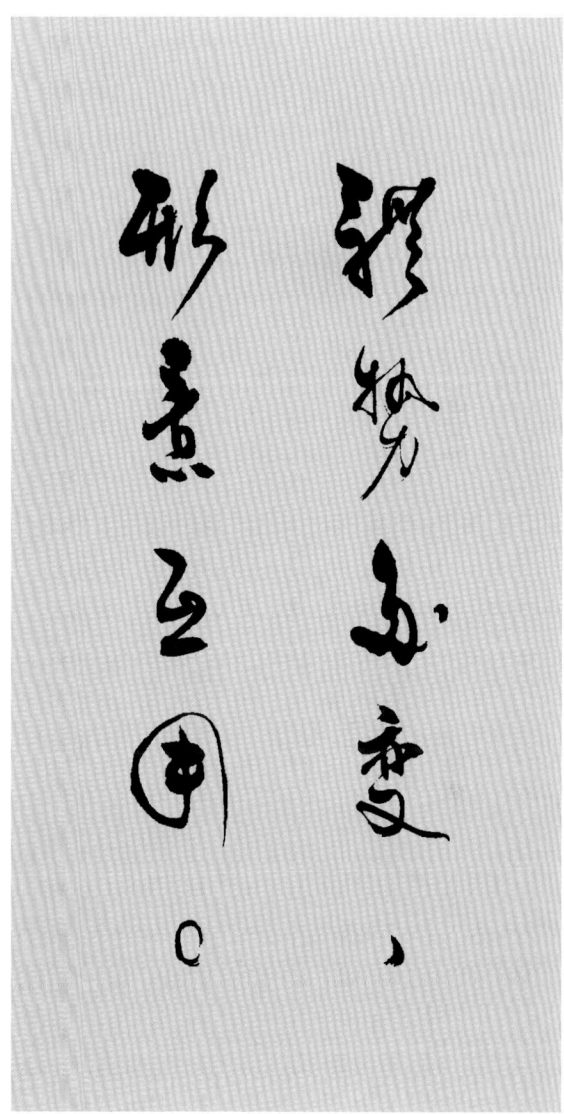

形勢不變、形意互用。

94

INNERE BEWEGUNG UND ÄUSSERE RUHE – BEIDEM LIEGT EINE SPEZIFISCHE ÜBUNGSMETHODIK ZUGRUNDE

Bildet die innere Bewegung den Hauptaspekt, so befindet sich der Körper äußerlich im Zustand relativer Ruhe. Beides, Ruhe und Bewegung, basiert auf einer spezifischen Übungsmethodik. Für die Praxis der Ruhe-Übungen gilt „äußere Ruhe, innere Bewegung; in der Ruhe nach Bewegung streben". Im Zustand relativer äußerlicher Bewegungslosigkeit, bei gleichzeitiger geistiger Ruhe, stellen sich feine und durchdringende innere Bewegungen ein.

内動か静、
又有其法。

197

95

ÄUSSERE BEWEGUNG UND INNERE RUHE – BEIDEM LIEGT EINE SPEZIFISCHE URSACHE ZUGRUNDE

Im Zustand überwiegend äußerer Bewegung befindet sich der Geist in relativer Ruhe. Beides, äußere Ruhe und innere Bewegung, beruht jeweils auf einer Ursache. Für die Übungen-in-Bewegung gilt ja die Anforderung „äußere Bewegung, innere Ruhe; in der Bewegung Ruhe anstreben". Während der äußeren Bewegung sucht man die im Wachzustand bestmögliche geistige Ruhe (innere Ruhe) zu erreichen.

外动内静，

又有其因。

96

EIN ÜBERMASS AN RUHE FÜHRT ZU
YĪN-SCHWERE; ÜBERMÄSSIGE BEWEGUNG
BEWIRKT DEN VERBRAUCH DES YÁNG

In der Theorie über die Attribute von Yīn und Yáng wird die Ruhe dem Yīn, die Bewegung dem Yáng zugeordnet. Ist in den Übungen ein Zuviel an Ruhe vorhanden, wird das Yīn des Körpers übermäßig und es stellt sich ein Gefühl physischer Schwere und der Stagnation ein. Ein Zuviel an Bewegung hat übermäßigen Verbrauch des Yáng zur Folge, der mit einem Gefühl der Qì-Leere und des Nach-oben-Schwebens einhergeht. Auf beides gilt es besonders zu achten.

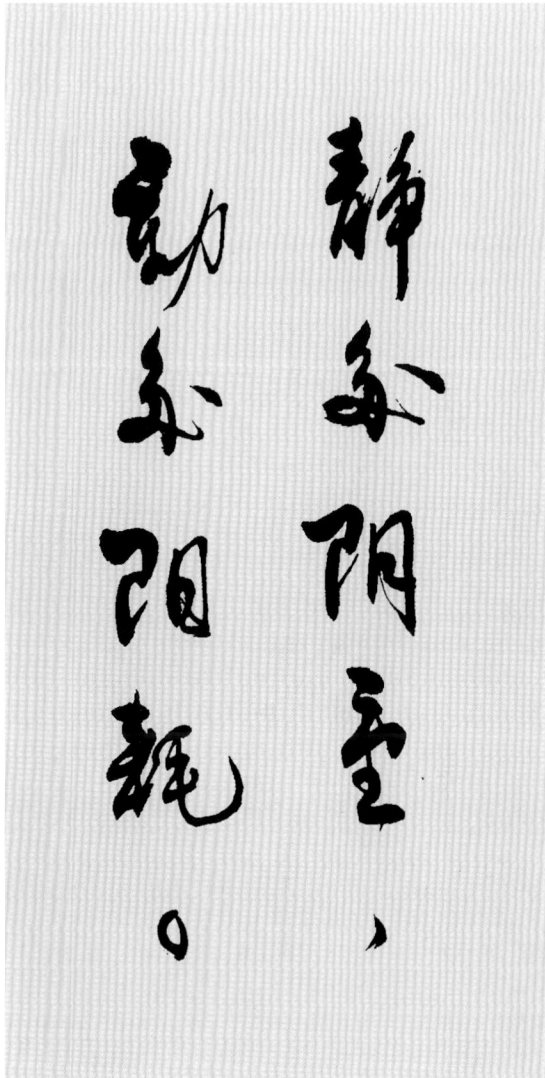

静而阴重、动而阳轻。

RUHE UND BEWEGUNG SIND GLEICHERMASSEN VORHANDEN, KEINE UNAUSGEWOGENHEIT DARF HERRSCHEN

Shuānggāi 雙賅 bedeutet gleichermaßen vorhanden sein, d.h., das Üben sollte sowohl Ruhe als auch Bewegung umfassen, keiner der beiden Aspekte darf vernachlässigt werden. Was das Verständnis von Ruhe und Bewegung angeht, so gilt es in der Praxis, jeweils das richtige Maß und auch das angemessene Ausüben einer Kontrolle zu beherrschen. Wichtig ist zu beachten, dass weder bei einem Zuviel noch einem Zuwenig sich ein annähernd idealer Zustand erreichen lässt.

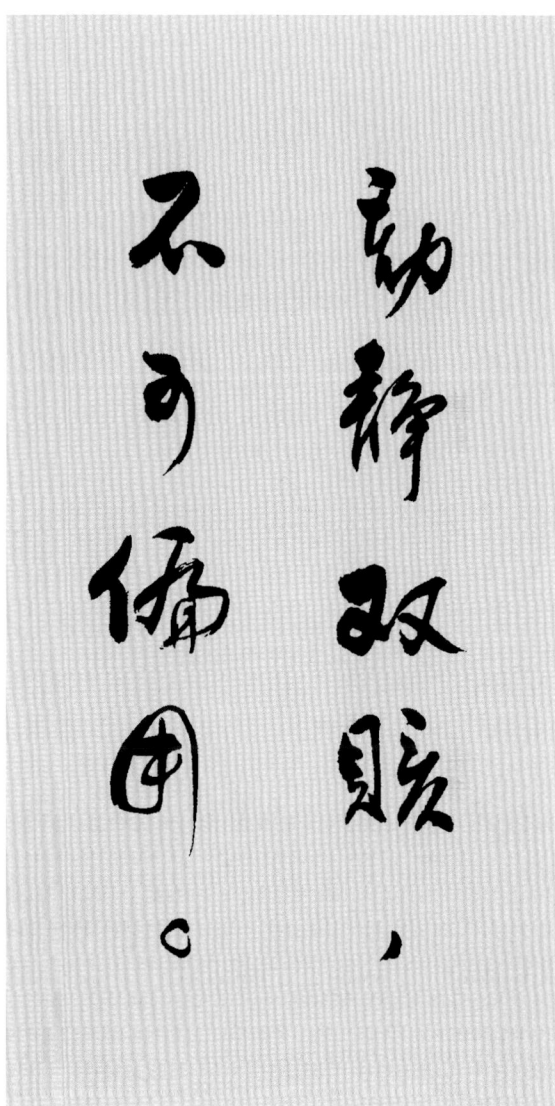

動靜兩賒，
不可偏固。

WILL MAN SICH BEWEGEN, SO BEWEGT MAN SICH; WILL MAN IN RUHE VERWEILEN, SO VERWEILT MAN IN RUHE

Dieser Vers besagt, dass man sich dem jeweils entstehenden Bedürfnis entsprechend bewegen oder in Ruhe verweilen sollte. Manch Leser mag nun fragen, worin da die Schwierigkeit besteht? Es gilt zu berücksichtigen, dass hier Bezug genommen wird auf Formen der Ruhe und Bewegung, die im Übungszustand des Qìgōng ein höheres Niveau erreichen. Unter diesem Aspekt stellt es sich als nicht einfach dar, der hier beschriebenen Anforderung zu genügen.

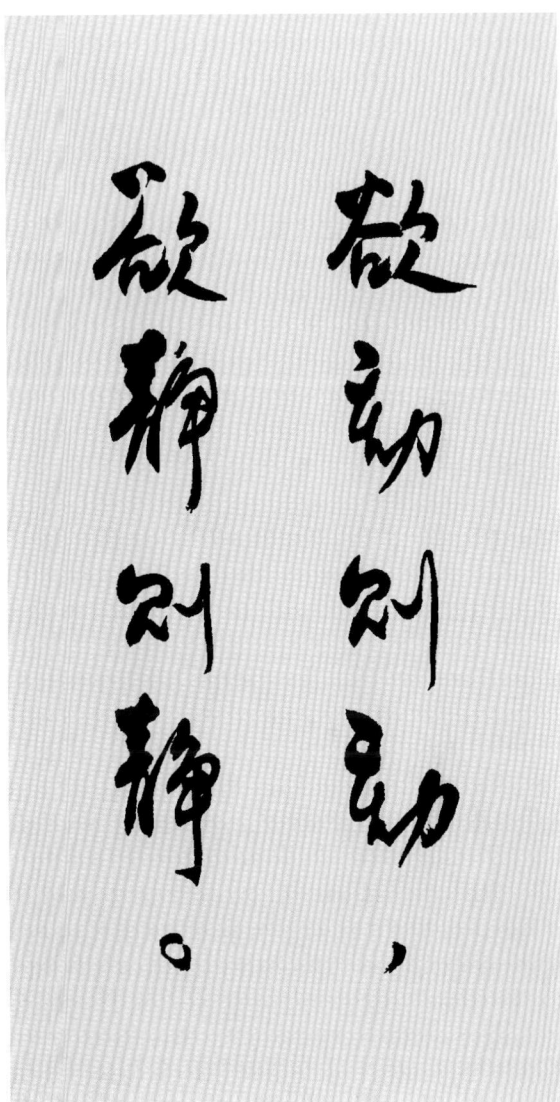

故动则动，

故静则静。

99

DIE ÜBUNGEN DER KÖRPERHALTUNGEN UM-
FASSEN ENTSPANNUNG UND ANSPANNUNG

Die Körperhaltungen beschreiben die räumliche Anord-
nung eines jeden Körperteils, ihre dynamische Beziehung
zueinander und die Gesamtheit der Krafttendenzen, die
durch die Einheit von Körper und Geist entstehen. An der
Entstehung solcher Tendenzen sind viele Faktoren betei-
ligt, einen davon stellt das Verhältnis von Anspannung
und Entspannung dar. Beides ist gleichermaßen vorhanden, weder das eine noch das andere Element darf fehlen.

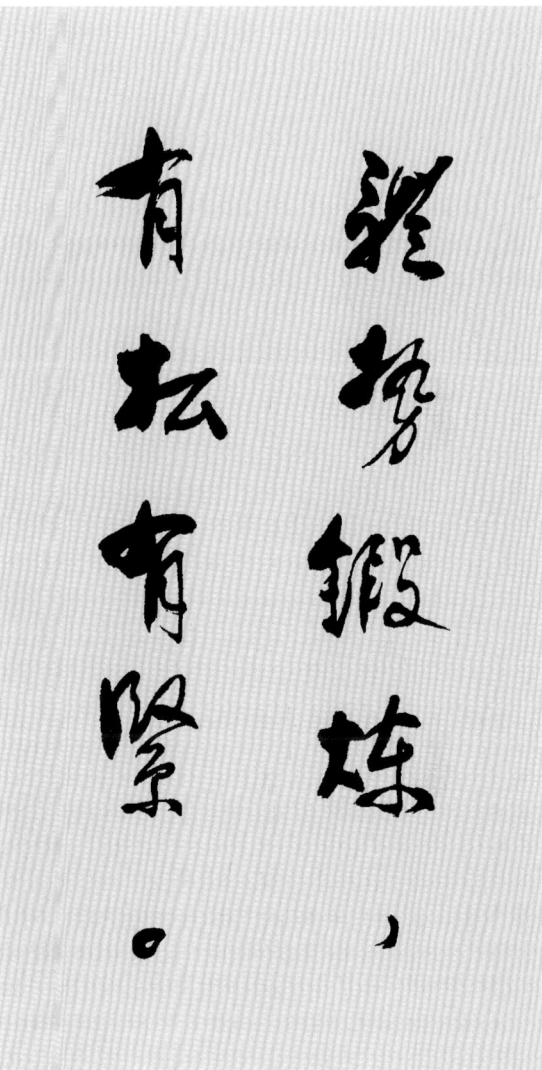

趋势锻炼、有松有紧。

100

ENTSPANNUNG UND ANSPANNUNG GEHÖREN
ZUSAMMEN; SO GILT ES JEDE EINSEITIGKEIT
ZU VERMEIDEN

Sōng 鬆 beschreibt sowohl die physische Entspannung
als auch einen besonderen geistigen Ruhezustand. *Jǐn* 緊
bezeichnet den idealen physischen „Spannungszustand"
(der sich bei dem jeweils angemessenen Grad von Anspannung und Entspannung einstellt) und auch einen
spezifischen Zustand geistiger Wachheit. Der Begriff
sōngjǐn 鬆緊 fasst diese beiden Zustände kurz und präzi-
se zusammen. Für die Übungen des Qìgōng Yǎngshēng
gilt die Anforderung, dass Entspannung und Anspannung
gleichermaßen vorhanden sein sollen, d.h., es darf nicht
das eine zugunsten des anderen vernachlässigt werden.

松陰相乗，

切勿偏行。

101

IN DER ANSPANNUNG FINDET SICH
ENTSPANNUNG;
ENTSPANNUNG, NICHT JEDOCH SCHLAFFHEIT

Sowohl für das theoretische Verständnis als auch für die Praxis gilt, dass den komplementären Aspekt der „Anspannung" (als bestmöglicher Spannungszustand) die Entspannung bildet, welche aber nicht begriffen werden darf als Schlaffheit oder Kraftlosigkeit. Anspannung und Entspannung müssen als eine Einheit verstanden werden.

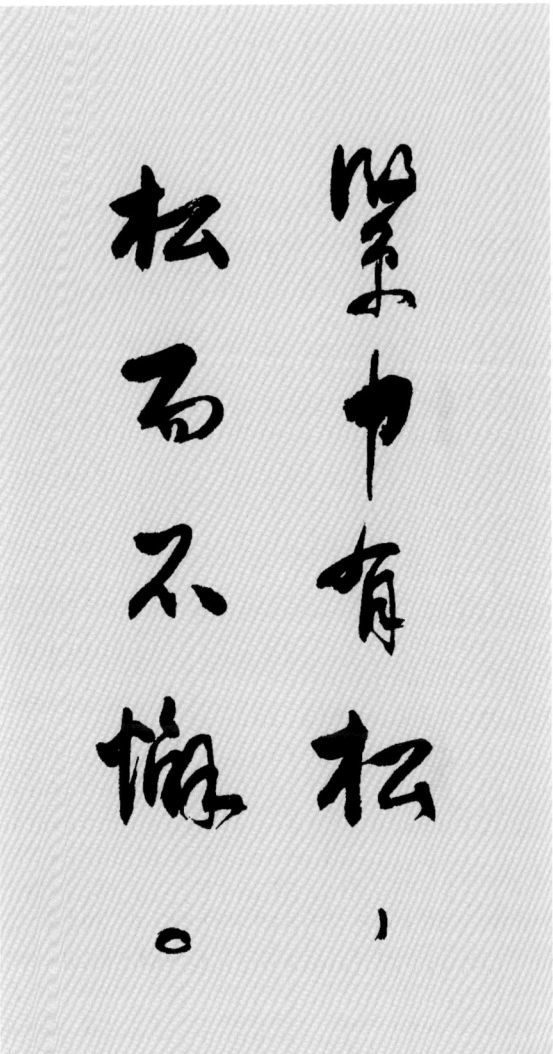

紧中有松、松而不懈。

102

IN DER ENTSPANNUNG FINDET SICH
ANSPANNUNG;
ANSPANNUNG, NICHT JEDOCH STARRHEIT

Weder in Theorie noch in Praxis sollte bei der Entspannung (verstanden als eine spezifische Form von Kraft, die Körper und Geist im Zustand der Entspannung entwickeln) der Aspekt der Anspannung vergessen werden. Hierbei gilt es allerdings, Anspannung nicht als Verspannung oder Starrheit misszuverstehen; Anspannung bezeichnet einen angemessenen Grad von Spannung.

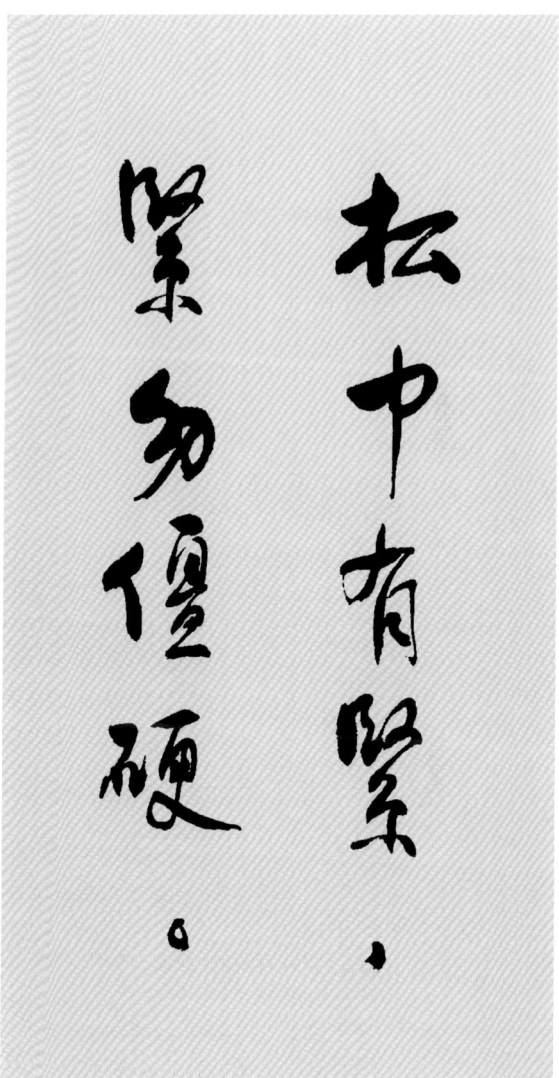

松中有緊，

緊多僵硬。

103

DER WESENSKERN ALLER QÌ-KULTIVIERUNG
IST IN JEDEM SELBST BEGRÜNDET

Durch die fortschreitende Popularisierung des Qìgōng Yǎngshēng werden zunehmend mehr Menschen dazu geführt, sich den Übungen des Qìgōng zu widmen. Worin besteht aber nun der Wesenskern dieser Übungen? Nicht wenige sind es, die sie jahrelang praktizieren, ohne jedoch das Grundlegendste erfasst zu haben, so sich leidenschaftlich mit scheinbar Richtigem beschäftigen, sich dabei jedoch nur in Selbstbetrug und dem Betrug anderer ergehen. Tatsächlich ist das Fundament der Übungen in jedem selbst begründet.

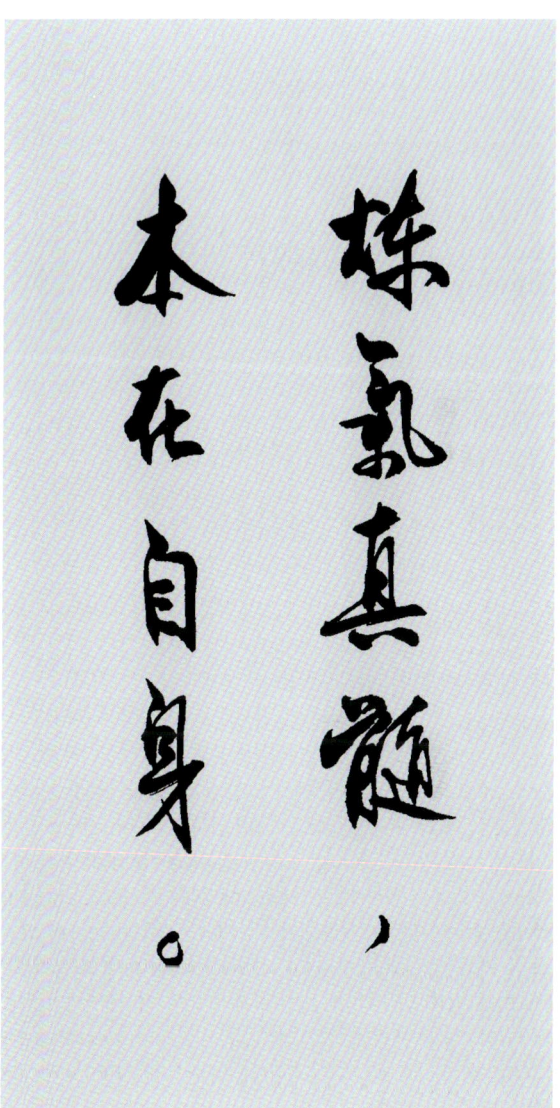

株氣真髓、
本在自身。

215

104

DURCH SELBST-ÜBUNG WIRD DIE EIGENE
LEBENSKRAFT GENÄHRT

Qìgōng Yǎngshēng führt durch das von einem selbst an einem selbst praktizierte Üben zu der Fähigkeit, seine Lebenskraft zu nähren. Um dieses Ziel erreichen zu können, muss man natürlich das Wesentliche dieses Übens erfassen, ernsthaft und, den korrekten Übungsanforderungen entsprechend, beharrlich, nicht sporadisch praktizieren und so das Qìgōng Yǎngshēng zu einem wichtigen Bestandteil des Alltags zu machen.

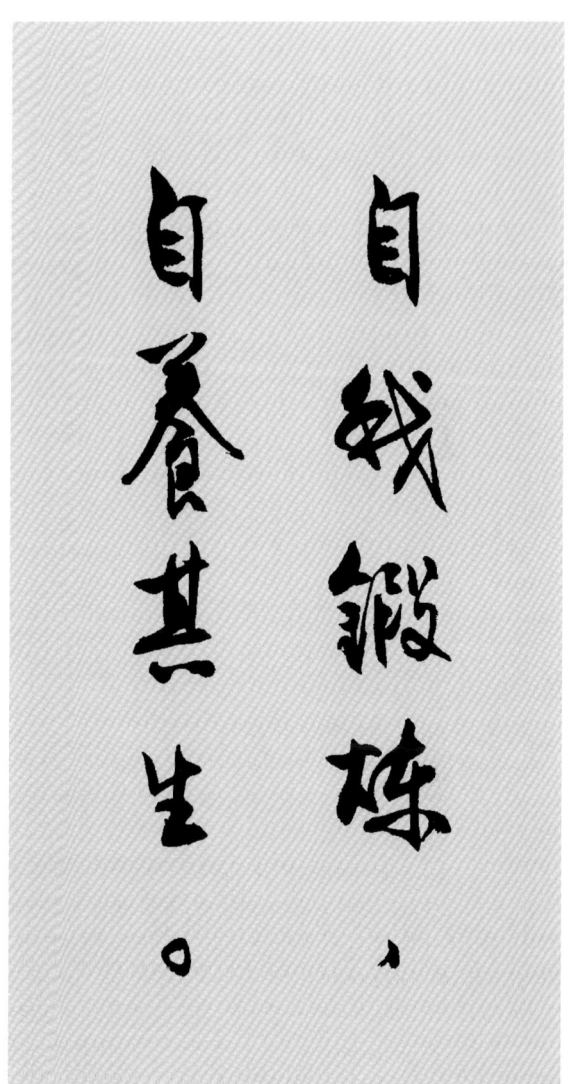

自我鍛煉、
自養其生。

105

DURCH EIN RUHIGES LEBEN,
FREI VON BEGEHREN,
VERMAG MAN, DAS WAHRE QÌ ZU BEWAHREN

Im *Huángdì nèijīng sùwèn* 黃帝内經素問 heißt es: „Wer
ein ruhiges Leben, frei von Begehren führt, vermag das
Wahre Qì (*zhēnqì* 真氣) zu bewahren. Wacht man über
Essenz und Geist im Innern, wie könnten da Krankheiten entstehen?" Dies besagt: Vermag man den Geist in
einem Zustand der Ruhe und Aufgeschlossenheit zu bewahren, in dem er frei ist von Verwirrungen durch egois-
tisches Begehren, so wird das Wahre Qì den ihm eigenen
Gesetzmäßigkeiten folgend wirken. Wer diesen Zustand
verwirklicht, nährt im Inneren seine Lebenskraft, wie
könnten dann noch Krankheiten entstehen? Hier zeigt
sich, wie bedeutsam die Kultivierung des Geistes ist.

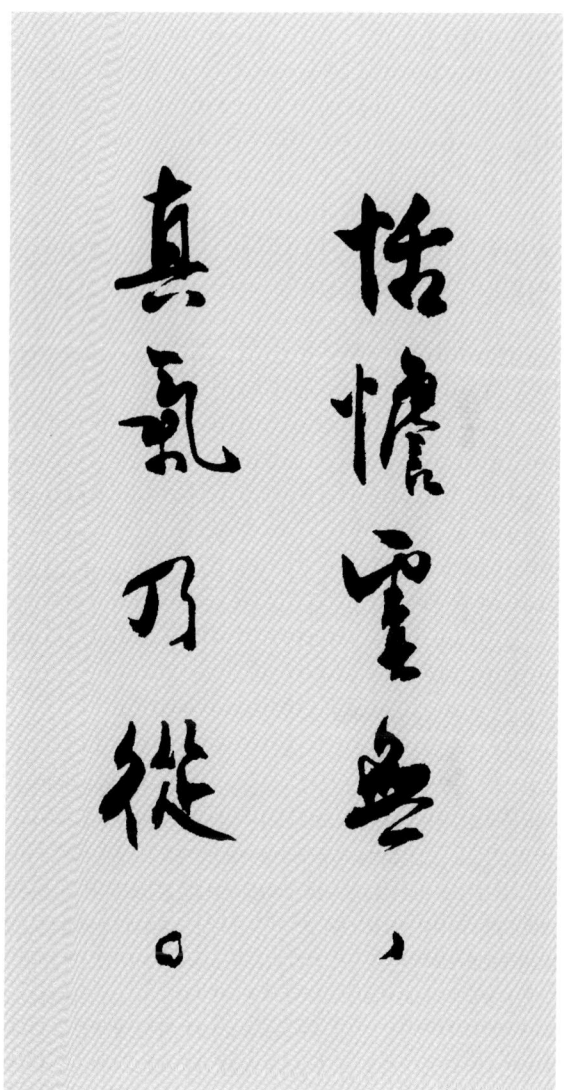

恬憺寥無、

真氣乃從。

106

SIND YĪN UND YÁNG IM ZUSTAND DER AUSGEWOGENHEIT, FLIESST DAS QÌ HARMONISCH, UND DIE LEITBAHNEN SIND DURCHGÄNGIG

Im *Huángdì nèijīng sùwèn* 黃帝内經素問 heißt es: „Ohne Yīn und Yáng entsteht keine körperliche Form." Und: „Befinden sich Yīn und Yáng in Ausgewogenheit, sind Essenz und Geist wohlgeordnet." So wird also der Übende, der die beschriebene Anforderung zu erfüllen mag, d.h., bei sich selbst ein dynamisches Gleichgewicht zwischen Yīn und Yáng zu bewahren, einen harmonischen Fluss von Qì und „Blut" (*xuè* 血) und die Durchgängigkeit des Leitbahnensystems erreichen.

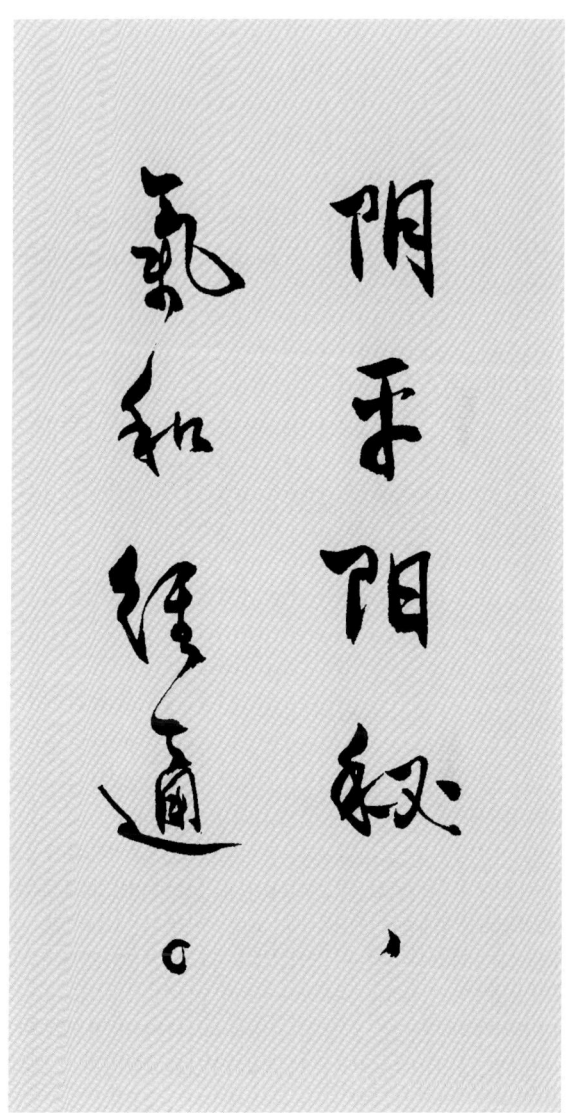

阴平阳秘、

气和经通。

107

HIMMEL UND ERDE BEFEHLIGEN,
DIE PRINZIPIEN VON YĪN UND YÁNG
BEHERRSCHEN

Im *Huángdì nèijīng sùwèn* 黃帝內經素問 heißt es: „(Die wahrhaften Menschen des Altertums) vermochten Himmel und Erde zu befehligen, sie beherrschten die Prinzipien von Yīn und Yáng, übten sich in der Atmung des Essenz-Qì (*jīngqì* 精氣), bewahrten mit großer Sorgfalt ihren Geist und erhielten den Körper (Sehnen und Fleisch) als Einheit." Hier wird eine wesentliche Methode des Qìgōng Yǎngshēng angesprochen, nämlich dass es gilt, die Gesetzmäßigkeiten der natürlichen Veränderungen zu beherrschen und entgegengesetzte Pole zu einer Einheit zu bringen, das Essenz-Qì von Himmel und Erde zu atmen, den Geist zu kultivieren und alle Teile des Körpers in einer Einheit zu bewahren.

提挈天地，
把握阴阳。

108

BEWEGUNG UND RUHE ENTSPRECHEN DEM DÀO, DIES WIRD DAS „NÄHREN DER LEBENSKRAFT" GENANNT

Dieser Vers besagt, dass sowohl Bewegung als auch Ruhe den Gesetzmäßigkeiten der Lebensvorgänge entsprechen sollen. Im Hexagramm 52 des „Buches der Wandlungen" (*Yìjīng* 易經) heißt es: „Innehalten, wenn die Zeit gekommen ist, innezuhalten, vorangehen, wenn die Zeit gekommen ist, voranzugehen. Wenn solcherart Ruhe und Bewegung sich zur angemessenen Zeit einstellen, dann tritt das *dào* 道 klar zutage." In Zusammenhang mit dem Qìgōng Yǎngshēng gebracht, bedeutet dies: Gilt es in Ruhe zu verweilen (innezuhalten), so soll man in Ruhe verweilen; gilt es, sich zu bewegen (voranzugehen), so soll man sich bewegen. Erfolgen Ruhe und Bewegung jeweils zum angemessenen Zeitpunkt, so werden sie gute Wirkung zeitigen.

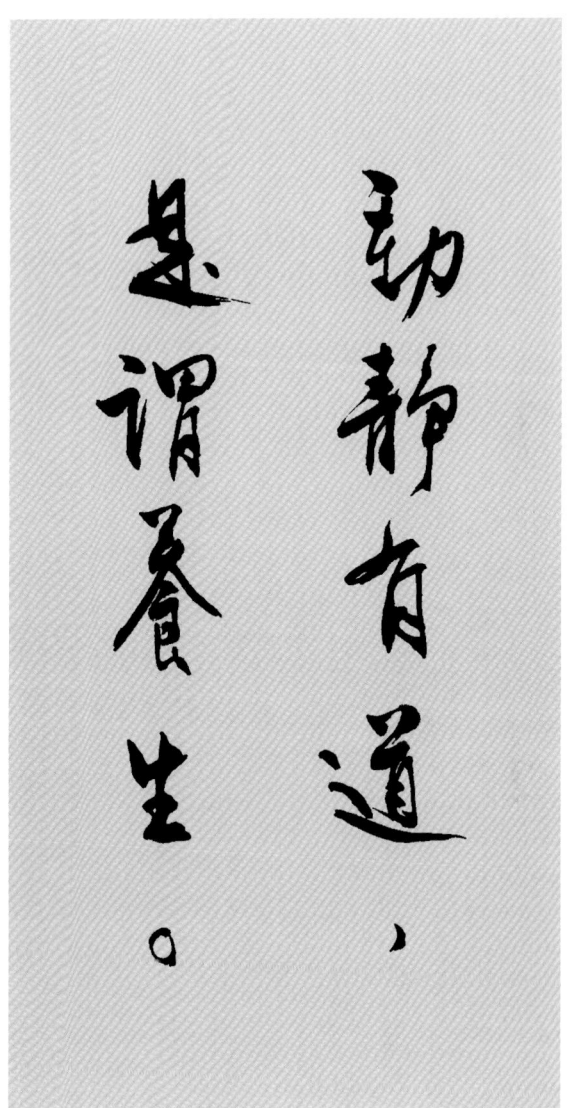

动静有道，是谓养生。

ANHANG

Chinesischer Text mit *pīnyīn* 拼音-Umschrift

1 氣功養生，法簡易行
qì gōng yǎng shēng, fǎ jiǎn yì xíng

2 深入鑽研，理趣無窮
shēn rù zuān yán, lǐ qù wú qióng

3 源流久遠，博大精深
yuán liú jiǔ yuǎn, bó dà jīng shēn

4 醫儒道釋，武雜俗哲
yī rú dào shì, wǔ zá sú zhé

5 文獻浩瀚，真偽雜混
wén xiàn hào hàn, zhēn wěi zá hùn

6 流派眾多，擇善而從
liú pài zhòng duō, zé shàn ér cóng

7 精研古籍，是為今用
jīng yán gǔ jí, shì wéi jīn yòng

8 由表及裏，去偽存真
yóu biǎo jí lǐ, qù wěi cún zhēn

9 關聯學科，以氣為本
guān lián xué kē, yǐ qì wéi běn

10 氣功養生，多科應用
qì gōng yǎng shēng, duō kē yìng yòng

11 尊師敬親，重道守信
zūn shī jìng qīn, zhòng dào shǒu xìn

12 學風要正，治學嚴謹
xué fēng yào zhèng, zhì xué yán jǐn

13 學練氣功，先學作人
xué liàn qì gōng, xiān xué zuò rén

14 養生之道，品德為本
yǎng shēng zhī dào, pǐn dé wéi běn

15 良師引路，益友伴行
liáng shī yǐn lù, yì yǒu bàn xíng

16 途多斜路，勿入歧徑
tú duō xié lù, wù rù qí jìng

17 先哲名言，理當珍重
xiān zhé míng yán, lǐ dāng zhēn zhòng

18 青出於藍，貴在用功
qīng chū yú lán, guì zài yòng gōng

19 坐 勢 如 鐘 ， 站 勢 如 松
zuò shì rú zhōng, zhàn shì rú sōng.

20 臥 勢 如 弓 ， 走 勢 如 風
wò shì rú gōng, zǒu shì rú fēng

21 天 有 三 寶 ， 日 與 月 星
tiān yǒu sān bǎo, rì yǔ yuè xīng

22 地 有 三 寶 ， 水 與 火 風
dì yǒu sān bǎo, shuǐ yǔ huǒ fēng

23 人 有 三 寶 ， 神 與 氣 精
rén yǒu sān bǎo, shén yǔ qì jīng

24 養 生 之 要 ， 貴 在 保 精
yǎng shēng zhī yào, guì zài bǎo jīng

25 凝 神 練 氣 ， 練 氣 生 精
níng shén liàn qì, liàn qì shēng jīng

26 練 精 化 氣 ， 陰 降 陽 升
liàn jīng huà qì, yīn jiàng yáng shēng

27 練 氣 化 神 ， 練 神 還 虛
liàn qì huà shén, liàn shén huán xū

28 練虛合道，　周天乃成
liàn xū hé dào,　zhōu tiān nǎi chéng

29 練有七三，　源流有別
liàn yǒu qī sān,　yuán liú yǒu bié

30 上虛下實，　培元為本
shàng xū xià shí,　péi yuán wéi běn

31 下占七分，　上體占三
xià zhàn qī fēn,　shàng tǐ zhàn sān

32 內占七分，　外體占三
nèi zhàn qī fēn,　wài tǐ zhàn sān

33 收斂七分，　舒展占三
shōu liàn qī fēn,　shū zhǎn zhàn sān

34 內涵七分，　顯露占三
nèi hán qī fēn,　xiǎn lù zhàn sān

35 內養七分，　外用占三
nèi yǎng qī fēn,　wài yòng zhàn sān

36 練有難易，　悟真最要
liàn yǒu nán yì,　wù zhēn zuì yào

37 練氣容易， 伏氣最難
liàn qì róng yì,　fú qì zuì nán

38 練氣容易， 養氣最難
liàn qì róng yì,　yǎng qì zuì nán

39 練氣容易， 固氣最難
liàn qì róng yì,　gù qì zuì nán

40 練氣容易， 保精最難
liàn qì róng yì,　bǎo jīng zuì nán

41 練氣容易， 調氣最難
liàn qì róng yì,　tiáo qì zuì nán

42 練氣容易， 馭神最難
liàn qì róng yì,　yù shén zuì nán

43 氣有升降， 又有開合
qì yǒu shēng jiàng,　yòu yǒu kāi hé

44 升中有降， 降中有升
shēng zhōng yǒu jiàng, jiàng zhōng yǒu shēng

45 有升有降， 以降為根
yǒu shēng yǒu jiàng,　yǐ jiàng wéi gēn

46　生偏於浮，　降偏於沉
shēng piān yú fú,　jiàng piān yú chén

47　生多上盛，　降多下實
shēng duō shàng shèng, jiàng duō xià shí

48　開中有合，　合中有開
kāi zhōng yǒu hé,　hé zhōng yǒu kāi

49　有開有合，　以合為本
yǒu kāi yǒu hé,　yǐ hé wéi běn

50　開偏於用，　合偏於養
kāi piān yú yòng,　hé piān yú yǎng

51　開多則虛，　合多則實
kāi duō zé xū,　hé duō zé shí

52　七三難易，　不可不察
qī sān nán yì,　bù kě bù chá

53　升降開合，　不可倒逆
shēng jiàng kāi hé,　bù kě dào nì

54　生命之機，　在於運動
shēng mìng zhī jī,　zài yú yùn dòng

55
宇宙萬物， 無物不動
yǔ zhòu wàn wù, wú wù bù dòng

56
動者動動， 靜者靜動
dòng zhě dòng dòng, jìng zhě jìng dòng

57
陰陽互根， 動靜互用
yīn yáng hù gēn, dòng jìng hù yòng

58
陰中隱陽， 陽中隱陰
yīn zhōng yǐn yáng, yáng zhōng yǐn yīn

59
陰陽相召， 動靜乃生
yīn yáng xiāng zhāo, dòng jìng nǎi shēng

60
氣功鍛煉， 本在陰陽
qì gōng duàn liàn, běn zài yīn yáng

61
功法雖多， 其理一焉
gōng fǎ suī duō, qí lǐ yī yān

62
知其要者， 一言而終
zhī qí yào zhě, yī yán ér zhōng

63
不知其要， 流散無窮
bù zhī qí yào, liú sàn wú qióng

64 眾說紛紜， 如墜霧中
zhòng shuō fēn yún,　rú zhuì wù zhōng

65 奇談怪論， 亂人視聽
qí tán guài lùn,　luàn rén shì tīng

66 溯本求源， 曰陽曰陰
sù běn qiú yuán,　yuē yáng yuē yīn

67 陰陽對立， 相反相成
yīn yáng duì lì,　xiāng fǎn xiāng chéng

68 孤陰不長， 獨陽不生
gū yīn bù zhǎng,　dú yáng bù shēng

69 陰陽動靜， 練功之本
yīn yáng dòng jìng,　liàn gōng zhī běn

70 動者為陽， 靜者為陰
dòng zhě wéi yáng,　jìng zhě wéi yīn

71 靜有法則， 動有要領
jìng yǒu fǎ zé,　dòng yǒu yào lǐng

72 體勢雖簡， 其理至深
tǐ shì suī jiǎn,　qí lǐ zhì shēn

73　假 借 之 力 ， 雖 無 若 有
jiǎ jiè zhī lì,　　suī wú ruò yǒu

74　意 景 再 現 ， 雖 幻 似 真
yì jǐng zài xiàn,　　suī huàn sì zhēn

75　物 本 自 在 ， 神 乃 派 生
wù běn zì zài,　　shén nǎi pài shēng

76　神 形 互 用 ， 是 為 主 動
shén xíng hù yòng,　　shì wéi zhǔ dòng

77　形 隨 意 轉 ， 意 自 形 生
xíng suí yì zhuǎn,　　yì zì xíng shēng

78　心 意 為 君 ， 百 體 從 命
xīn yì wéi jūn,　　bǎi tǐ cóng mìng

79　靜 中 有 動 ， 動 中 求 靜
jìng zhōng yǒu dòng,　dòng zhōng qiú jìng

80　靜 松 動 隨 ， 神 清 意 靜
jìng sōng dòng suí,　　shén qīng yì jìng

81　內 靜 外 動 ， 動 勿 過 猛
nèi jìng wài dòng,　　dòng wù guò měng

82　體動要隨，　順勢而動
tǐ dòng yào suí,　　shùn shì ér dòng

83　隨而又管，　管勿強行
suí ér yòu guǎn,　guǎn wù qiáng xíng

84　隨非不管，　切勿放縱
suí fēi bù guǎn,　qiè wù fàng zòng

85　動靜互根，　由動反靜
dòng jìng hù gēn,　yóu dòng fǎn jìng

86　外靜內動，　氣息內行
wài jìng nèi dòng,　qì xī nèi xíng

87　動也微微，　氣走脈經
dòng yě wēi wēi,　qì zǒu mài jīng

88　水火既濟，　五臟氤氳
shuǐ huǒ jì jì,　wǔ zàng yīn yūn

89　如雨霧露，　百體皆潤
rú yǔ wù lù,　bǎi tǐ jiē rùn

90　吐納微微，　導氣令和
tǔ nà wēi wēi,　dǎo qì lìng hé

91　動也綿綿，　引體令柔
dòng yě mián mián,　yǐng tǐ lìng róu

92　通調經絡，　氣帥血行
tōng tiáo jīng luò,　qì shuài xuè xíng

93　體勢多變，　形意互用
tǐ shì duō biàn,　xíng yì hù yòng

94　內動外靜，　各有其法
nèi dòng wài jìng,　gè yǒu qí fǎ

95　外動內靜，　各有其因
wài dòng nèi jìng,　gè yǒu qí yīn

96　靜多陰重，　動多陽耗
jìng duō yīn zhòng,　dòng duō yáng hào

97　動靜雙賅，　不可偏用
dòng jìng shuāng gāi,　bù kě piān yòng

98　欲動則動，　欲靜則靜
yù dòng zé dòng,　yù jìng zé jìng

99　體勢鍛煉，　有松有緊
tǐ shì duàn liàn,　yǒu sōng yǒu jǐn

100　松 緊 相 兼 ，　不 可 偏 行
sōng jǐn xiāng jiān,　bù kě piān xíng

101　緊 中 有 松 ，　松 而 不 懈
jǐn zhōng yǒu sōng,　sōng ér bù xiè

102　松 中 有 緊 ，　緊 勿 僵 硬
sōng zhōng yǒu jǐn,　jǐn wù jiāng yìng

103　練 氣 真 髓 ，　本 在 自 身
liàn qì zhēn suǐ,　běn zài zì shēn

104　自 我 鍛 煉 ，　自 養 其 生
zì wǒ duàn liàn,　zì yǎng qí shēng

105　恬 澹 虛 無 ，　真 氣 乃 從
tián dàn xū wú,　zhēn qì nǎi cóng

106　陰 平 陽 秘 ，　氣 和 經 通
yīn píng yáng mì,　qì hé jīng tōng

107　提 挈 天 地 ，　把 握 陰 陽
tí qiè tiān dì,　bǎ wò yīn yáng

108　動 靜 有 道 ，　是 謂 養 生
dòng jìng yǒu dào,　shì wèi yǎng shēng

GLOSSAR

Chángjiāng 長江	Fluss (Jangtsekiang)
cí 詞	Gedichtgattung
Dàfēng gē 大風歌	„Lied vom großen Wind"
dāntián 丹田	Elixierfeld
dào 道	wörtlich: Weg
Dàozàng 道藏	Daoistischer Kanon
dònggōng 動功	Übungen-in-Bewegung
dūmài 督脈	Leitbahn der Steuerung
Fàn Zhěn 范縝	ca. 450- ca. 510, Phllosoph
fú 服	bändigen
fù 賦	Gedichtgattung
fǔ 腑	Hohl-Funktionskreise (Gallenblase, Dünndarm, Magen, Dickdarm, Blase, Drei Erwärmer)
gē 歌	Lied, Liedgedicht
gù 固	befestigen, stabilisieren, dauerhaft machen
Hàn 漢	Dynastie (202 v. Chr.- 220)
Hàn Gāozǔ 漢高祖	256?/247?- 195 v.Chr. Gründer der Hàn 漢-Dynastie
Huángdì neìjīng sùwèn 黃帝內經素問	„Reine Fragen aus des Gelben Kaisers Klassiker des Inneren"
huìyīn 會陰	„Zusammentreffen des Yīn", Akupunkturpunkt rénmài 任脈 1
Jiāo Guóruì 焦國瑞	1923-1997

jǐn 緊	idealer physischer Spannungs-zustand und geistige Wach-heit
jīng 精	Essenz
jìnggōng 靜功	Übungen-in-Ruhe
jīngluò 經絡	Leitbahnen
jīngluòqì 經絡氣	Qì der Leitbahnen
jīngqí 精氣	Essenz-Qì
Lúnyǔ 論語	Gespräche (des Konfuzius)
Lǚshì chūnqìū 呂氏春秋	Frühling und Herbst des Lü Bùwéi 呂不韋 (um 300 v. Chr.)
mìngmén 命門	„Tor des Lebens", Akupunkturpunkt *dūmài* 督脈 4; hinteres *dāntián* 丹田
neìqì 內氣	Inneres Qì
Qì 氣	
qìgǎn 氣感	Qì 氣-Empfindung; Wahrneh-mung des sich bewegenden Qì; erscheint als Wärme, Bewegung
Qìgōng Yǎngshēng 氣功養生	
Qìgōng yǎngshēng gē 氣功養生歌	„Lehrgedicht Qìgōng Yǎngshēng"
Qīng 清	Dynastie (1644-1911)
qìxī 氣息	Wahrnehmung; Information; wahrgenommene Information von Qì 氣

qìxū 氣虛	Qì-Leere
qìxué 氣學	Lehre vom Qì
qízhōng 臍中	„Mitte des Nabels" (auch: shénquè 神闕 „Wachturm des Geistes"), Akupunkturpunkt *rènmài* 任脈 8; vorderes *dāntián* 丹田
rènmài 任脈	Aufnehmende Leitbahn
shén 神	Geist
shèn 腎	Funktionskreis Niere
Shénmiè lùn 神滅論	„Abhandlung über das Verlöschen des Geistes" (Werk von Fàn Zhěn 范縝 (ca. 450-ca. 510)
shī 詩	Gedichtgattung
Shí'èr xué zhǔzhì zábìng gē 十二穴主治雜病歌	„Lehrgedicht zu den 12 Akupunkturpunkten"
shuānggāi 雙賅	gleichermaßen vorhanden
Shuǐhǔ zhuàn 水滸傳	„Die Räuber vom Liangshan Moor", einer der vier klassischen Romane der chinesischen Literatur
shùnshì 順勢	Fachbegriff in der Methode des *yòufāgōng* 誘發功 (Methode der Induzierten Bewegung)
Sīwènlù 思問錄	„Aufzeichnungen über Gedanken und Fragen"
sōng 鬆	physische Entspannung und geistige Ruhe

sōngjǐn 鬆緊	idealer Anspannungs- Entspannungszustand
tàijí shíwǔ shì 太極 十五勢	15 Ausdrucksformen des Tàijí-Qìgōng
tiáo 調	regulieren, verteilen
Wáng Chuánshān 王 船山	(1619-1692), Pseudonym von Wáng Fūzhī 王夫之
Wáng Fūzhī 王夫之	(1619-1692), Philosoph
wǔxíng 五行	Fünf Wandlungsphasen
wǔzàng 五臟	Fünf Funktionskreise
Xī Xià 西夏	Westliche Xià 夏-Dynastie (1038-1227)
xiāntiān 先天	vorgeburtlich
xíng 形	Form, Gestalt, (Körper)
xū 虛	Leere
xué 穴	Akupunkturpunkte
xuè 血	„Blut"
xūlíng 虛靈	Zustand geistiger Klarheit und Stille
Xúnzi 荀子	(ca. 313-238 v. u. Z.) Philosoph des frühen Konfuzianismus
Yáng 陽	
yángqì 陽氣	Yáng-Qì
Yìjīng 易經	Buch der Wandlungen
Yīn 陰	
yīnjīng 陰精	Yīn-Essenz

Yīnyáng yìngxiàng dàlùn 陰陽應象大論	„Große Abhandlung über die Erscheinungen, die mit den Yīn- und Yáng-Kategorien assoziiert sind"; Kapitel des *Huángdì nèijīng sùwèn* 黃帝內經素問 („Reine Fragen aus des Gelben Kaisers Klassiker des Inneren")
yīnyūnqì 氤氳氣	erzeugendes Qì
yìshǒu 意守	Bewahren der Vorstellungskraft
yòufāgōng 誘發功	Methode der induzierten Bewegung
yù 御	lenken, kontrollieren
Yùlóng gē 玉龍歌	Jadedrachen-Lehrgedicht
zàng 臟	Speicher-Funktionskreise (Leber, Herz, Milz, Lunge, Niere, Herzhülle); Eingeweide
Zhāng Zǎi 張載	(1020-1077), Philosoph, Neokonfuzianer
zhēnqì 真氣	Wahres Qì
zhēnyáng 真陽	Wahres Yáng
zhēnyīn 真陰	Wahres Yīn
zhōutiāngōng 周天功	Himmelskreislauf-Übung
zìyǎng qíshēng 自養其生	das eigene Leben (die Lebenskraft) nähren